译文视野
Panorama

感染症と文明——共生への道

传染病与文明

通往
共生之路

[日] 山本太郎 —————— 著

朱田云 —————— 译

上海译文出版社

KANSENSHO TO BUNMEI: KYOSEI ENO MICHI

by Taro Yamamoto

© 2011 by Taro Yamamoto

Originally published in 2011 by Iwanami Shoten, Publishers, Tokyo.

This simplified Chinese edition published 2023

by Shanghai Translation Publishing House, Shanghai

by arrangement with Iwanami Shoten, Publishers, Tokyo

图字：09－2022－0435 号

图书在版编目（CIP）数据

传染病与文明/（日）山本太郎著；朱田云译. —
上海：上海译文出版社，2023.5
（译文视野）
ISBN 978-7-5327-9150-7

Ⅰ.①传… Ⅱ.①山… ②朱… Ⅲ.①传染病防治－
医学史－世界 Ⅳ.①R183-091

中国国家版本馆CIP数据核字（2023）第038373号

译文视野

传染病与文明——通往共生之路　　　[日]山本太郎　著　　　出版统筹　赵武平
感染症と文明——共生への道　　　朱田云　译　　　策划编辑　陈飞雪
　　　责任编辑　董申琪
　　　装帧设计　山　川

上海译文出版社有限公司出版、发行
网址：www.yiwen.com.cn
201101　上海市闵行区号景路159弄B座
上海市崇明县裕安印刷厂印刷

开本890×1240　1/32　印张6　插页2　字数74,000
2023年5月第1版　2023年5月第1次印刷

ISBN 978-7-5327-9150-7/R·005
定价：48.00元

目　录

岛上的麻疹流行

　　法罗群岛，位于挪威与冰岛之间的北大西洋中，由 18 个总面积几乎与冲绳岛相同的火山型岛屿组成。其总面积约为 1 400 平方千米，属于丹麦的海外自治领地。岛上居民从古至今主要以渔业为生。

　　现在的人口已稍稍超过 48 000 人，而在 19 世纪中期，岛上曾经只有 7 800 人左右。

　　1846 年，在这个法罗群岛上曾经流行过麻疹。为了应对麻疹疫情，丹麦政府决定派一名医生上岛。这位医生名叫彼得·卢德维格·帕纳[1]，时年 26 岁。

年轻的帕纳积极地开展工作，走访村庄，面谈岛民，调查究竟是谁把麻疹带上了岛，把麻疹带上岛的人又是在哪里感染的。对于麻疹的流行经过，帕纳留下了详细的记录。

麻疹流行的记录

根据帕纳的记录，把麻疹带上岛的是为了捕鲸而从查内比村来到贝斯通曼哈翁村的 10 名男子。

这 10 名男子于 1846 年 6 月 4 日进村。6 月 18 日，在先有咳嗽以及结膜炎的症状之后，10 名男子全都出现了麻疹特有的发疹症状。约两周后，贝斯通曼哈翁村的村民间开始出现发疹症状，又过了两周，最初没被传染的村民也出现了发疹症状。

经过对 42 个村子的调查，帕纳发现从暴露于传染源到症状出现，潜伏期平均为 10～12 天；出现发疹症状的两天前，患者开始具有传染性；隔离对防止麻疹流行，最终并没有起效；没有出现 65 岁以上的麻疹患者。法罗群岛上一次出现麻疹疫情是在 65 年前的 1718 年，当时死者众多；这一次的麻疹疫情虽然在死

1　Peter Ludwig Panum（1820—1885），丹麦生理学家和病理学家，最早发现了细菌内毒素。

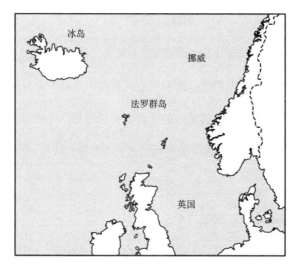

图 0-1　法罗群岛

者人数方面没上一次那么多，但 7 800 名居民中仍有 6 100 人被
传染。

帕纳对法罗群岛的自然与风土也做了记录。这片荒凉的土地即
使在盛夏时节也依然寒冷，哪怕在夏天，暖炉之火也必不可少。风
大，植物以草本为主，几乎无树，风止之时寂静无声。冬季多雪，
色调单一而悲凉的风景，与丹麦的宜人气候截然不同。

帕纳的报告发表于次年，即 1847 年。

根据帕纳的报告，我尝试再现了当时当地麻疹流行的情况（详
情参见卷末附录"再现法罗群岛的麻疹疫情"）。

麻疹是如何扩散的

麻疹疫情最初是在一座拥有 7 800 名居民的小岛上，随着一名感染者的到来而开始的。随着时间的推移，感染者人数越来越多。而感染者康复后，获得免疫的人数也开始增加。在麻疹流行 30 天后的时间节点，感染者人数的峰值达到 900 多。峰值过后，群体中具有"感受性"的人（即不具备免疫的人）的比例变小，因而病症流行的脚步也开始放缓。

按照这样的计算，最终约有 6 900 人感染麻疹，而病症的流行在约 60 天后偃旗息鼓。不过，感染人群的比例，在病症流行的任何时间节点，都没有超过总人口的 13%（1 000 人）。最严重的时候，曾出现过一天新增 170 名感染者的情况。但即便在如此严峻的病症流行情况下，最后依然有 900 人免于感染。为何那 900 人能够不被传染呢？

19 世纪英国暴发天花时，流行范围很广，但仍然有人免于被感染。当时，得到最多支持的假说是，在人与人之间反复感染的过程中，天花病毒的感染性会降低。在所有人都感染病毒之前疫情就结束了，这一假说似乎很有说服力。

然而，样本计算显示，作为疫情结束的原因，病原体的感染性下降并非必要条件。随着疫情的进展，具有感染性的人所接触的人群中，具有感受性的人的比例会下降。这是疫情结束的主要原因。换言之，最后没有被感染的人，被已感染的人们保护了起来。用专业术语来说，这就叫"群体免疫"（参照卷末附录）。

例如麻疹，若群体中93%以上的人获得免疫，那就不会引发流行。或者即使发生数起感染的情况，疫情也会迅速结束。将这一理论用于法罗群岛的事例来看，若7 800人的居民中有7 254人获得免疫，那么即便病原体被带入岛内，也不会引爆疫情。

法罗群岛自1781年流行过麻疹以后，直到1846年的65年间，没有发生过大规模的麻疹流行。在这期间，不可能一次都没有麻疹病毒被带入岛内。然而，这期间，法罗群岛确实没有再发生过麻疹疫情。其理由之一必定是因为群体免疫的存在。

太平洋上最大的悲剧

1875年，斐济群岛暴发了麻疹疫情。这次疫情源于斐济王室对澳大利亚进行的国事访问。参与访问的卡考鲍国王[1]和他的儿子

---

1 Seru Epenisa Cakobau (1815—1883)，于1871年6月5日至1874年10月10日期间为斐济国王。

们在悉尼感染了麻疹；尽管如此，载着这行人的英国军舰继续在海上航行，既没有挂出通报船上已出现患者的黄色信号旗，也没有停船进行检疫。

为了庆祝国王和他的儿子结束国事访问，各地的酋长从100多个岛上聚集到首都列雾卡所在的奥瓦劳岛上。连续十天，日日笙歌。当盛宴结束，酋长们返回各自的岛屿时，麻疹迅速蔓延至总面积超过18 000平方千米的斐济群岛全境。仅3个月的时间，约15万的总人口中有4万人死亡。死亡率超过总人口数的25%。成人和儿童都未能幸免。

这场只能用"可怕"来形容的麻疹疫情，被记录为"太平洋上最大的悲剧之一"。

常　见　病

麻疹的最后一次流行发生在北极圈内的岛屿上。在冰岛，麻疹疫情发生于1846年、1882年、1904年，周期为20～30年。1904年4月，麻疹病毒被挪威捕鲸渔民带入冰岛。偏僻的村庄教堂内弥撒做完后，为弥撒而来的人们成为了中介者，将麻疹扩散至全岛。

1951年在格陵兰岛上暴发的麻疹疫情被认为是处女地上最后

一次大规模的麻疹疫情。住在南部的 4 262 名岛民中，免于被感染的只有数十人。由肺水肿引起的心力衰竭是最严重的并发症，约 2% 的感染者出现了这种并发症。在心力衰竭的患者中，除 1 人以外，其他都是 35 岁以上的成年人。还有 6 人患上了脑炎。很多人患上了肺炎或中耳炎，而最常见的并发症是流鼻血。

在这次麻疹疫情过后，有记录显示，格陵兰岛上新患结核病的病例有所增加。在麻疹流行前 1 个月接受 X 线检查并被诊断为无异常的 352 人中，有 19 人在麻疹流行 3 个月后的检查时发现肺部浸润。13 人的痰检结果呈结核菌阳性。尽管尚不清楚麻疹的流行与结核病的发生之间是否存在因果关系，但当年的死亡率为每 1 000 人中有 18 人。

格陵兰岛上的疫情结束后，影响人口动态的大规模麻疹流行自此消失。这多半是因为随着飞机的发展，世界变得越来越小，而生活在地球上的所有人作为一个群体，对麻疹获得了免疫。

麻疹，成为了所有传染病中的一种常见病。不，甚至在法罗群岛记录到疫情的 19 世纪中期，麻疹已在多个地方成为一种常见病。相反的是，在孤立偏僻的岛屿上，麻疹作为疫病流行开来反而属于一种例外。

麻疹与人类史

麻疹，是人类最初的文明兴起之时起源于狗或牛的病毒，通过跨物种感染并适应人体，演化成为一种人类的疾病。人类把野生动物变成家畜，人与变成家畜的动物的接触增加了病毒适应宿主的机会。

位于底格里斯河与幼发拉底河之间的美索不达米亚地区（肥沃新月地带），是麻疹的诞生地。该地区是人类历史上第一个拥有足够多的人口以维持麻疹持续流行的地区。

据说，麻疹暴发至少需要一个数十万人口规模的社会。在更小规模的人群中，感染只会是单发的，不会造成持续性的流行。随着农耕的开始和文明的兴起，具有数十万人口规模的社会出现在了地球上。从那时起，人类创造城市，发展工业，并迅速扩大人口。当然，在长达数百万年的人类史中，这些事都可谓发生在不久前的过去。

另一方面，岛屿人口动态也是因素之一。在多数情况下，少量岛民分散住在几个岛屿上。麻疹通常都是从外部传入，每隔几十年就会引起一次所谓的大流行。不过，疫情总是一时的，要不了多久就会结束。法罗群岛、斐济群岛、格陵兰岛等偏远地区发生的麻疹疫情，正属于这种情况。

同样的情况也发生在了岛屿以外的人类群体中。当出现麻疹等传染性很强的急性传染病时，病毒被带入群体并成为流行病，但由于人口规模小，无法维持流行，最终导致传染病逐渐消失。

在这一点上，麻疹病毒恰合时宜，遇到了美索不达米亚这一人类最初的文明摇篮。麻疹，在公元前3000年左右落脚于人类社会，在把美索不达米亚地区当做常驻地的同时，在周边地区也反复引起突发性的流行。不久后，世界各地都开始了农耕，出现了拥有一定人口规模的社会。麻疹将它们作为新的常驻地，在世界各地扩散开来。

诞生于公元前3000年左右的美索不达米亚的麻疹，终于在二十世纪中叶攻占了格陵兰岛这块地球最后的净土。麻疹传遍地球每个角落所花费的时间约为5 000年。这种传染性极强的疾病攻占净土居然用了整整5 000年。我对此非常惊讶。

麻疹经过了5 000年的传播，成为了所有传染病中的常见病之一。单从麻疹的生物学特性而言，应该并不需要那么久的传播时间。是人类社会的演变最终导致人类失去了最后的净土，使麻疹成为了常见疾病之一。这个演变包括运输量巨大的交通手段的进步，以及全世界被统合为有各自分工的现代体系，这改变了麻疹流行的样态。无论地球上多么偏僻的地方，都不再有一个社会可以让麻疹作为一种疫病，从流入到流行到最后被隔绝。

"儿童传染病"

在现代社会，麻疹普遍被认为是"儿童传染病"。不只是麻疹，流行性腮腺炎、风疹、水痘等诸多传染性极强的传染病，也都是儿童疾病。

然而，这并不意味着这些传染病对儿童具有特别高的传染性。如果没有免疫力，这些传染病对成人也具有很高的传染性。事实上，在斐济群岛的麻疹疫情中，与儿童相比，成人的感染率和死亡率都更高。不过，现代社会是成人具有免疫力的社会，于是儿童成了唯一的被感染者，令这些传染病看起来像是儿童的传染病。

随着社会发展，原来的儿童传染病也可能变得不再是儿童传染病。在发达国家，脊髓灰质炎和水痘就呈现出这样的趋势。随着卫生环境的改善，家庭人口不再像过去那样密集，人们在儿童时期接触病原体的机会不断减少。在儿童期免于被感染的孩子到了青春期或成人后发病的情况会有所增多。

2007年春天，以日本东京首都圈为中心，在大学生群体间出现了麻疹疫情，多所大学因此停课。在日本，根据《传染病法》的规定，麻疹属于"哨点监测疾病"之一，全国共有3 000家定点小儿科每周报告患者人数（麻疹从2008年起变为"法定申报传染病"）。报告显示，感染者年龄多为1岁，约半数感染者为2岁以下。然而近年来，疫苗接种率有所降低，成年人的感染比例呈现出增长趋势。

通常情况下，疫苗接种有让平均感染年龄上升的效果。若集体接种疫苗，让获得免疫力的人的比例有所增加，那么在儿童期被暴露于病毒的频度就会降低。其结果，古典型的"儿童传染病"在儿童期发病的可能就会降低。

麻 疹 之 谜

麻疹在孤立群体中的突然流行，曾造成过巨大的破坏。1875年斐济群岛的流行病在不到3个月的时间内，杀死了总人口四分之一以上，约4万人。1900年在阿拉斯加孤立的因纽特人群体中出现麻疹疫情时，死亡率也曾超过 40%。

对青年群体的危害较大，也可能是在净土暴发的麻疹疫情的一个特征。1846 年对法罗群岛的传染病进行了调查的帕纳也曾将青年人的高死亡率作为疫病学的特征之一记录在案。以户籍为单位，对 1835—1845 年间各年龄段死亡率进行调查时，在比较麻疹流行年与非流行年的死亡率后发现，在 1～20 岁的年龄段中，两者几乎没有变化，而在 30～50 岁的年龄段中，却高至 2.5 倍。

在欧美，从 20 世纪初开始，麻疹的致死率已经有了大幅的下降。麻疹，从一种致命疾病变成了一种发展相对稳定的儿童期疾病。在预防接种机制被引入的十几年前，在 20 世纪 40 年代的欧美各国，麻疹的死亡率已经跌至 100 年前的 10%；虽然同一时期，在极地突发的疫情依然造成了众多牺牲。

在发展中国家，即使现在，麻疹的死亡率仍然很高（5%～10%）。一些研究人员提出了营养不良等原因，但已有研究结果表明，营养不良并非导致高死亡率的主因。原因究竟为何，至今尚未得出结论。

为何麻疹的死亡率会因时代或社会的不同而产生如此迥异的结果？这正是有关麻疹的谜团之一。

大悲剧、小悲剧

在帕纳的记录中，麻疹非流行年间，法罗群岛的儿童比丹麦本土的死亡率要低。10 岁以下的儿童死亡率，每 1 000 人中，丹麦本土的约 360 人，而法罗群岛的约 260 人。其结果是，法罗群岛的平均寿命约为 45 岁，比同一时期欧洲各国的平均寿命都长。当时，俄国的平均寿命是 21 岁，德国 30 岁，瑞士 35 岁，法国、丹麦、比利时为 36 岁，英国是 39 岁。关于其理由，帕纳认为在法罗群岛上，至少在 1835—1845 年之间，没有出现过天花、麻疹、百日咳、猩红热等急性传染病。

猩红热是一种通过飞沫传播的发疹性传染病，多发于 2～10 岁的儿童间。可并发中耳炎、肾炎、风湿热等，在抗生素被研制出来之前，是一种令人恐惧的疾病。

此外，帕纳还在记录中写道，在岛上流行天花的 1705 年，有个村子因此全灭。

像这样，在急性传染病还没有成为"儿童病"的时代，每隔几十年就会突然暴发的急性传染病不仅对儿童，也对包括成人在内的整个社会造成了破坏性的影响。受到这类影响的社会往往需要花费几十年的时间进行再生。而那却又是新的悲剧的开幕。人类社会一直在重复着这种"大悲剧"。为这种大悲剧画上终止符的，正是急性传染病的"儿童疾病化"。

然而，与此同时也会造成每年都会发生的"小悲剧"。

怎样才能避免毁灭社会的大悲剧同时把小悲剧降到最少？我们需要从历史中吸取教训。

若只根除病原体，则无法实现上述目的。根除病原体，就如同充满岩浆的地壳等待下一次喷发的瞬间，不过是在为将要发生的大悲剧的序章做准备。根除，不可能根本性地解决问题。人类必须与病原体共生，即使这并非理想中的适应，对我们人类而言也绝谈不上舒适。

为了寻求这种"共生"的形态，让我们踏上追溯传染病与人类关系的旅途吧。

第一章
文明曾是传染病的"摇篮"

1　狩猎采集社会的传染病

对文明诞生以前的人类而言，传染病是怎样一种存在？

小　群　体

耶鲁大学传染病学系以亚马孙流域原住民为对象，调查了两种传染病的流行情况。第一种是结核、麻风等慢性传染病。第二种是麻疹、风疹、腮腺炎、流感等急性传染病。结果表明，第一种慢性传染病属于"地方病"，但没有像第二种急性传染病那样持续流行。可以通过抗体检查，确认传染病的有无。如果每个年龄组无一例外都存在抗体携带者，则可认为是地方性的传染病。相反，如果某个年龄组以上的大部分居民携带抗体，而低年龄组中没有抗体携带者，则表示处于分界线年龄的居民在出生时突发地出现了传染病，但之后则没有该传染病的流行。

这一结果支持了序言中所提出的假设，即急性传染病无法在被隔离的小规模群体中持续流行。不仅是这类传染病，根据一项研究，即便是可在体外存活数月的脊髓灰质炎病毒，也无法在小规模群体中持续流行。

作为我们祖先的早期人类以狩猎采集为生，当时的人类被认为生活在更小的群体中。那么早期人类的生活与健康状态有着怎样的关系呢？

早 期 人 类

距今大约一万年前，在非洲大陆上南北纵向的东非大裂谷非常活跃，在其周围形成了隆起带。从大西洋带来湿润空气的赤道西风带被这样的隆起带所遮挡，将东非大裂谷的东侧变成干燥的草原。在这些新兴的草原上出现了灵长类，就是我们人类的祖先。

对于在此之前一直生活在森林里的人类祖先而言，众多野生动物生息的草原，完全是别样的空间。早期人类与野生动物，特别是大型野生动物接触的机会骤然增多。其中，与动物残留的粪便或被粪便污染的水的接触，加大了人类被野生动物身上的寄生虫感染的机会。当然，这一时期，寄生虫发生人传人的机会，与很久之后人类开始定居式生活的社会相比，要少很多，但也正是这一时期，传染人类的寄生虫种类一下子扩大了很多。

另一方面，这一时代的人类祖先在适应新环境的同时，也浓厚地保留了其他拥有共同祖先的灵长类动物的特征。比如早期人类和其他灵长类动物一样，在小规模的群体中，以狩猎采集为生。在那样的小规模群体中，急性传染病无法维持流行。不过，即使在这样的环境下，也存在能够引发流行的传染病。比如病原体在宿主体内能长期存活的，或是宿主为非人类的传染病。具体而言，有麻风（具有在宿主体内长期传染的能力）、疟疾和血吸虫病（拥有在宿主体外确保生存的媒介动物或中间宿主的人畜共通传染病）。早期人类一定也得过这些传染病。当然，其中一部分一定是受到了其他灵长类的传染。

即使是现在，野生的大猩猩或黑猩猩也都会得结核或疟疾等人畜共通传染病。疟疾，在早期人类之间作为一种传染病存在的可能性非常高。据说，引起恶性疟疾的原虫很可能在距今 500 万～700 万年前，就已经在黑猩猩与人类祖先之间进行了分化。

非洲锥虫病

当时，据说在东非大陆地区，大型野生动物的总量（单位土地面积的生物总量）比其他任何时代的环境都要高。那意味着人类祖先放弃树上生活，进军草原时，发现了这里有着大量前所未有的丰富食物。于是人类祖先对大型野生动物开始了大规模捕食活动。其结果便是许多大型野生动物遭到灭绝。然而，并非所有大型野生动物都遭遇了灭顶之灾。拯救危机的正是非洲锥虫病（非洲昏睡病）。

非洲锥虫病是由锥虫原虫引起的一种人畜共通传染病。即使是现在，这种病依旧给生活在撒哈拉沙漠和卡拉哈里沙漠之间地区的人与牲畜带来巨大的损失。6 000 万人有被传染的危险，每年新增 50 万感染者，约 6 万人死亡。因此，这片近 40 倍于日本面积的 1 500 万平方千米的地区，成了不宜饲养家畜的土地。

锥虫原虫，以广泛分布在撒哈拉以南非洲地区的舌蝇为媒介进行传播。这种原虫是在约 3 亿年前从其他锥虫原虫中分化出来，并在约 3 500 万年前通过舌蝇传染给非洲本土的哺乳动物的。它不会让羱羚或羚羊等非洲本土的动物引发疾病，也许它们之间因为漫长的时间形成了某种适应性关系。

如果不存在非洲锥虫病，处于食物链顶端的早期人类可能已经占领了草原并灭绝了所有大型野生动物。若真如此，此后的人类史很可能与现在的大相径庭。

迁 徙 与 定 居

在坦噶尼喀湖北部，有一个总人口约 800 人、主要以迁徙为生的狩猎采集族群。他们每天靠打猎和采集获取日常食物，只要是抓

得到的，连狒狒和鬣狗都吃。不过，他们不吃乌龟。出生时，他们
用刀割断脐带，用煤和脂肪的混合物盖住伤口，再用动物的肌腱等
绑住，直到结痂脱落为止。

科学家以该族群为对象，对其中 62 名儿童的健康状况进行了
调查。结果很有趣。没有人表现出营养不良或蛀牙。4 名儿童的粪
便中发现了绦虫，3 名有鞭毛虫，但没有发现蛔虫或钩虫（绦虫、
鞭毛虫、蛔虫、钩虫都是肠道寄生虫）。许多人患有脚气，但无人
患麻疹或风疹等传染病。儿童大约在 10 岁左右开始捕猎鸟类和小
动物，然后一般都会离开父母，加入其他族群。

除了人口规模小之外，狩猎采集社会的另一特征是"迁徙"。据
说狩猎采集的族群常常在迁徙过程中将重病的人弃之不顾。狩猎野
兽、采集植物，他们这种依赖自然资源的生活使他们很难在一个地
方定居下来。因为定居会导致周边的自然资源枯竭，将族群逼入毁
灭性的境遇。为了让周边的自然资源能够再生，他们一而再地迁徙。

与定居族群相比，迁徙的族群被粪便等再次感染的情况较少。
也许是因为定居增加了人与粪便接触的机会。不难想象，若在一个
地方长久居住，更容易接触到堆积在居住地边上的粪便，与粪便的
接触会增加消化系统的感染或寄生虫感染，被污染的生活用水容易

造成传染病的流行。因此，就一般情况而言，与迁移社会相比，定居社会会提供更多令传染病易于流行的土壤。

史前时代的寄生虫

科学家对美国内华达州的洞穴中发现的史前时代的人类粪便化石进行研究，发现了寄生虫病的痕迹。粪便化石，是动物或人类排泄物，即粪便变成的化石。通过分析花粉、寄生虫等粪便化石中的各项物质，可以推测出当时人们的饮食习惯和健康状况。粪便化石的研究在土壤酸度较低的美洲新大陆上发展了起来。相比之下，在日本这样的酸性土壤上，粪便化石这种有机物则很难残存下来。

在粪便化石中没有发现寄生虫卵或幼虫，进行调查的人类学家们得出结论：史前时代的族群可能过着与消化系统寄生虫病无缘的生活。

这项调查结果也让我们可以更大胆地推论，在肠道寄生虫中，钩虫、蛔虫和鞭毛虫只寄生于人。这些寄生虫，在土壤中孵化虫卵，幼虫发育后才具有传染性，而在土壤中发生虫卵孵化或幼虫发育则需要 20 摄氏度左右的温度。

内华达洞穴中的美洲原住民的祖先，被认为是在约 25 000 年前从南方来到西伯利亚的古蒙古人，穿越了在末次冰期变成陆地的白令海后到达新大陆；直到白令海变回大海的 14 000 年前为止，其间历经几个世代，美洲原住民的祖先都是越过西伯利亚和阿拉斯加，南下美洲大陆的。问题是这些肠道寄生虫是否能够在西伯利亚或阿拉斯加等极寒地区维持传染周期。如果粪便中的寄生虫卵因为寒冷，不能在土壤中孵化或发育，那么寄生虫的传染周期就会在那里被切断。这意味着，有可能是美洲原住民的祖先穿越北极圈的行为无意间驱除了寄生虫。

在美洲原住民中，红心藜是一种传统食物。这是一种生长于荒地的一年生草本植物，幼叶为红紫色，芽芯为红色，故得此名。因其具有寄生虫驱虫剂的作用而为人所知。即使是现在，有些地区依然将其用作驱虫剂。也许美洲原住民之间也曾经出现了寄生虫传染病吧。另一方面，这些例子表明，与疾病相关的人们的行为往往是具有适应性倾向的。据说还可以从黑猩猩和大猩猩身上看到同样的适应性行为。这些高等灵长类动物共有的对疾病的适应性行为，也许早在进化的远古时代就已经刻入人类的基因中了。

以前的人不健康吗

作为史前时代重要的传染病，除了寄生虫病外，还可以举出炭疽和肉毒杆菌这两种人畜共通传染病。

炭疽病由炭疽菌引起。人类的传染主要通过感染的动物毛皮和肉。最常见的是通过皮肤传播，但也可以通过吸食孢子或食用受污染的肉类而受到感染。皮肤炭疽症，是炭疽菌通过皮肤上的小伤口侵入身体后引起的，感染数日后出现丘疹，很快，丘疹破裂变成溃疡，形成黑色结痂；感染后会发高烧，如果不予治疗，病死率是10%～20%。肺炭疽症，则是因为吸入炭疽菌，会表现出类似流感的症状，如高烧、咳嗽和血痰。病死率超过90%。肠炭疽症，是炭疽菌作为食物被摄入体内所造成的，主要症状有高烧、呕吐、腹痛、腹水积液和腹泻；病死率为25%～50%。

肉毒杆菌症是由肉毒杆菌产生的毒素所引起的疾病。肉毒杆菌是一种厌氧菌，因食用感染动物肉类而引起中毒。毒素会侵犯神经系统，症状包括四肢麻痹，严重时会引发呼吸肌麻痹，导致死亡。中毒者通常不会发热，到最后一刻都保持神志清楚。从1945年到1962年之间，居住在阿拉斯加的因纽特人中至少暴发了18次该疫情，共有52人受到感染，28人死亡，且每次疫情都与猎食肉类密切相关。没有人传人的情况，但这种菌可以以孢子状态存活数十年。这些特征使得这两种传染病一度成为这个时代的重要传染病。

除了上述的传染病，史前人类被认为过着相对良好且健康的生活。与现代人相比，由于其接触致癌化学物质和缺乏运动所导致的生活习惯病肯定很少。即使在对现代游牧民族进行的调查中，也几乎没有肥胖、糖尿病和高血压等生活习惯病的相关报告。唯一的例外是有报告说史前人类很多得过关节炎。挺过婴幼儿期事故和青少年期外伤的史前人类，其成人期的健康状况，可谓疾病种类少，算是比较良好的。至少我们可以认为，史前时代的人类在昏暗的洞穴中饱受传染病之苦、过着不卫生的生活——这种刻板印象与现实情况大相径庭。

2 流行病学的转换

人类与传染病的关系的转折点是开始农耕、定居以及野生动物的家畜化。

人口的增加

农耕的开始，从根本上改变了之前的社会形态。

首先，农耕通过增加单位面积产量，提高了土地的人口承载力。第二，诞生出定居这种新的生活方式。定居，通过更短的出生间隔，进一步促进了人口的增长。狩猎采集社会的平均出生间隔为4～5年，而定居农耕社会的平均出生间隔则减半至两年，很大一个原因在于不再需要迁徙后，部分劳动力得以被用于育儿。顺带看一下生活场所以树上为主的其他灵长类动物，比如黑猩猩的平均出生间隔为5年左右，猩猩的平均出生间隔约为7年。猩猩的出生间隔在灵长类中为最长。

当然，人口不可能始终保持直线增长。在农耕时代的初期，一定也曾发生过使人类的营养状况恶化的事情，出现过短期的、人口增长的停滞。然而，就长期的倾向而言，人口在持续增长。（图1-1）

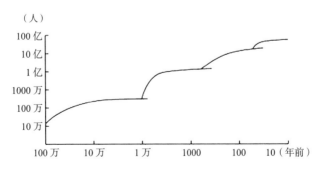

图1-1　地球人口的变化（来源：大塚柳太郎与鬼头宏的研究）

史前时期的人口可以从土地的人口承载力反推得出。一项计算结果显示，旧石器时代早期（约150万年前）一名狩猎采集者生存所需的土地面积约为26平方千米。按此计算可知，每平方千米的人口承载力约为0.038人。进入旧石器时代后期（约5万年前）时，这一数值上升至每平方千米0.1人，新人类走出非洲时（约5万～7万年前），人口已经从数十万增长至100万。在这一过程中，约有2 000人离开非洲，将人类版图扩张至全世界。

农耕开始后的11 000年前左右，世界人口达到了500万，并在公元前500年时突破了1亿，到公元元年前后时增至3亿左右。地球人口用了5万年增长至原来的20倍，在农耕开始后的1万年内又增长至原来的20倍，在之后更只用了2 000年就又增长至原来的20倍。

顺便提一下，人类刚发明农耕时，是否立刻就将其作为一种革新的技术，来保证比狩猎采集时更高的食物获取量呢？实际情况也许并没那么简单。春天播种秋天收获，但没人能正确预测春天到秋天之间会发生什么。而且，对人类而言农耕是一种前所未有的尝试，所以更加无从预判。可能会遭遇洪水暴发、干旱来袭、庄稼生病或是蝗虫肆虐等问题。

农耕与狩猎采集相比，特别在初期，绝不是一种期待收益性高的技术。而且，农耕还比狩猎采集需要更长时间的劳动力。农耕一定是人们在进行狩猎采集的同时，作为副业从小做起的。即便在开始农耕之后，人类依然继续着狩猎和采集的活动。很难想象当时的人类能够完全理解农耕的潜在意义。不过，从结果来看，农耕确实让人类历史发生了巨大的改变。

野生动物的家畜化

人类在开始农耕和定居的同时，在同一个地方还开始了野生动物的家畜化。距今约 11 000 年前，这发生在底格里斯河和幼发拉底河之间的美索不达米亚，即现在的伊拉克。

野生动物的家畜化以多种方式改变了人类社会。首先，家畜的粪便成了一种优质肥料。第二，牛马扩大了土地可耕作的面积。例如，在落基山脉东侧的大平原上生活的原住民长期以来只在河边的山谷中耕作，因为山谷的土地柔软，用人力即可耕种；直到 19 世纪从欧洲传来家畜和犁耕技术之后，他们才得以在坚硬土壤覆盖的高原上进行种植。第三，家畜具有剩余作物储藏库的功能。以剩余作物为食的家畜可以在饥荒期间成为人类的食物。这也许不是面对饥荒时唯一的解决方案，但在紧要关头，家畜的存在或可决定人类的生死。野生动物的家畜化，通过上述这些影响，帮助人口不断增长。

人类开始农耕以后，或者说从这之前开始，狩猎采集者一直是低收入的劳动力。有一种理论，说是正因为过度消耗导致自然资源减少，从而导致人类转向农耕与野生动物家畜化。其中，最有名的是复活节岛的例子。

复活节岛

波利尼西亚三角东端的复活节岛，位于从智利首都圣地亚哥向西 3 700 千米，自塔希提岛向东 4 000 千米的地方。总周长为 60 千米，面积为 160 多平方千米，在当地语言中被称为"Rapa Nui"，即"广袤大地"。这是太平洋上的一个孤岛，周围没什么像样的岛屿，距最近的岛屿也有 415 千米远，而离最近的、有人居住的岛屿则有 2 000 千米的距离。

人类在公元 500 年左右来到这个岛上，与作为家禽的鸡一起；用来横渡太平洋的是木雕的小船。当时的复活节岛是个拥有巨大棕榈树，枝繁叶茂、绿意盎然的岛屿。大约在公元七八世纪，人们开始建造祭坛，最晚从 10 世纪开始制作摩艾石像，并一直持续到 17 世纪左右。然而，摩艾的制作突然宣告结束，原因是过度的森林采伐破坏了环境，大量表土从失去森林的岛屿上流出，土地变贫瘠，大海被污染。食物不足的情况变得越发严重。

据说人类开始以鸡为主要食物来源之一就是从那时开始的。在之前可以捕到野生鸟类或小型鲸鱼时，鸡并不是岛民们的主食。从遗迹中挖出的动物骨头可以证明这一说法的真实性。

有些研究者认为，全球气温上升是人类开始农耕和驯养家畜的主要原因。大约 1 万年前，最后的冰河时代结束了，地球从此

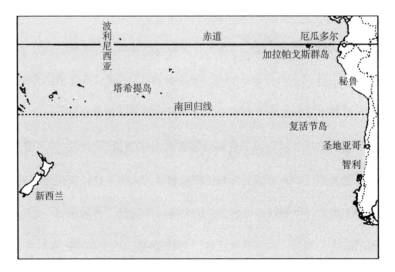

图 1-2　复活节岛的周边岛屿

进入间冰期，持续着一个温暖、安定的时代，直至今日。这个时代被称为"奇迹的一万年"。这种温暖的气候有助于扩大适合农耕的土地和野生植物的栖息地，并为选择适合农耕的家畜留出了余地。

传染病的出现

人类向农耕定居社会的转型，在孕育文明的同时也面临着诸多考验。其中之一便是传染病。

定居的生活模式增加了钩虫病、蛔虫病等寄生虫病的发生。钩虫病是从粪便中排出的虫卵在土壤中孵化、生长并通过皮肤传染而引起的。蛔虫病是大便排出的虫卵经口摄入体内而引起的。在定居地，人们排泄的粪便堆积在居住地的周围，形成了寄生虫的传播链，而粪便被当做肥料再利用的习惯则加固了这种传染链。

农耕生产并储存起来的剩余粮食成为了老鼠等小动物的大餐，再由老鼠通过跳蚤和螨虫将某些传染病带入人类社会。由跳蚤和螨虫作为媒介的传染病有引起小儿关节炎的莱姆病，伴随发烧、恶寒和溃疡的兔热病，由立克次氏体引起的 Q 热和恙虫病，还有鼠疫，等等。

源自家畜的传染病

野生动物的家畜化将源自动物的病毒性传染病带入了人类社会（表1-1）。

表1-1　被认为是由家畜传染给人类的疾病

人 类 疾 病	拥有最近病原体的动物
麻疹	狗
天花	牛
流感	水禽（鸭子）
百日咳	猪、狗

天花起源于牛，麻疹起源于狗，流感起源于水禽，百日咳起源于猪或狗。毋庸置疑，这些动物原本都是群居动物，在被人类家畜化之前，曾在欧亚大陆的广阔草原上成群而居。

也存在由人类传给家畜的病原体。比如牛型分枝杆菌起源于人类的结核分枝杆菌。基因解析的结果表明，牛型分枝杆菌在3万多年前，由人类的结核分枝杆菌分化出来。

源自家畜的病原体随着人口的增加获得了适宜的土壤，于是在人类社会中安家落户。用专家的话来说，病原体获得了新的"生态位"（niche）。

　　每种生物都有各自必不可缺的生存环境。所有生物都在生态系统中为获得自己所需的生存环境而展开竞争。在竞争中存活下来得到的地位，就是生态位。新的生态位的出现会带来生物的适应辐射等进化性的变化。有一个显著的有关适应辐射的例子。众所周知，在大约 5 亿年前的前寒武纪时期，出现了多细胞生物。早在那期间，今天所有动物的"门"都已集齐。在前寒武纪时期，从深海来到浅海的生物开始进行光合作用，大气中的氧气浓度上升并形成臭氧层。因为臭氧层挡住了来自太阳的紫外线，陆上提供出了新的生态位；随着新的生态位的出现，地球上的生物一下子变得多样化起来。类似的情况在源自动物的病原体中也有发生，人类的传染病种类，因为野生动物的家畜化，而一下子变多了。

　　谈及新生态位的出现和病原体多样性的获得时，还可以举一个疟原虫的例子。对疟原虫线粒体基因的研究表明，疟原虫可能在 2 000 万～4 000 万年前就已经急速形成了多样化。这一时期与继恐龙灭绝（6 500 万年前）后哺乳类的适应辐射时期相吻合。而哺乳类这一宿主的爆发式增加，则为疟原虫提供了新的生态位，从而引发了寄生原虫的多样化。

综上所述，如图 1-3 所示，农耕的开始为人类带来了粮食的增产和定居，而粮食的增产和定居又带来了人口的增加，这就为新的传染病的流行提供了适宜的土壤。另一方面，野生动物的家畜化，扩大了耕作面积，有助于粮食的增产；与此同时，原本以野生动物为宿主的病原体，获得了人类这一新的宿主（生态位），得以一下子增加了多样性。

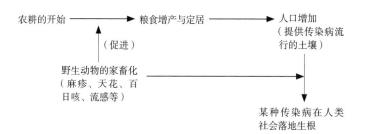

图 1-3　农耕的开始与传染病的出现

何 为 疾 病

健康和疾病，可以用来衡量人类对环境适应的程度。这里的环境不仅指气候、植被等生物学上的环境，还包括社会文化环境在内的广义的环境。这个想法与下述莱班的想法相符。

"健康和疾病，是衡量拥有生物资源和文化资源的人类群体，在生存中如何适应环境的有效标尺。"

按照这个说法来看，疾病是指人类尚未适应周围环境的情况。

另一方面，环境一直在不断变化。这意味着对环境的适应需要适应方也不断变化。这种关系让人联想到小说《爱丽丝梦游仙境》里的"红桃皇后"说过的话："看，你必须不停地奔跑，才能留在原地。"

当环境发生变化时，会出现一时的不适应。变化的程度越大，或者变化的速度越快，不适应的范围就越大。对人类而言，农耕的开始完全改变了环境。此前长期保持相对较好的健康状态的史前人类开始耕种和定居，其结果也许就是人类为了适应变化开始苦心焦虑，且这种焦虑现在还在继续。

现在的人类，对于对自己的健康或疾病产生巨大影响的环境，已经获得了改造它的能力。这是一个不该打开的"潘多拉魔盒"吗？据说那个装满灾难的潘多拉魔盒，最后留下一个写着"厄尔庇斯"的碎片。在古希腊语中，这个词意为"期望"或"希望"。关于潘多拉魔盒，存在两种解释，一种说潘多拉魔盒虽然在世界各地撒下诸多灾难，但希望最后得以留下；另一种说法是正因为希望或期待被留下了，所以人类想绝望都不行，必须带着希望，永远地、痛苦地活下去。潘多拉魔盒的故事是寓言，也是暗示。

第二章
历史上的传染病

1 古代文明的兴起

古代文明，是如何应对自己孕育出的传染病的？

美索不达米亚文明

农耕的开始使人类转向了定居生活，并对人类社会产生了各种影响。农耕社会需要某种社会机构，换言之，需要一种支配机构，一种管理生产并进行分配的王权机构、官僚机构和一种将其正当化的宗教机构。支撑他们的是农耕所生产出的剩余粮食。剩余粮食带来的社会机构又有助于粮食的增产，产生出更多的剩余粮食，使社会机构变得坚固、复杂和庞大。这就是文明的兴起。

距今约 5 000 年前，人类在"肥沃的新月地带"美索不达米亚建立了城邦。按公历而言是公元前 3500 年。"美索不达米亚"在希腊语中意为"两条河流之间"。该名字的由来是因为这个文明摇篮之地位于底格里斯河和幼发拉底河之间。美索不达米亚文明是诞生于这一地区的文明的总称，被认为是世界上最古老的文明。

美索不达米亚文明采用根据月相测量年月的阴历，拥有六十进制的计算方式和楔形文字。据说创造该文明的民族是苏美尔人，但

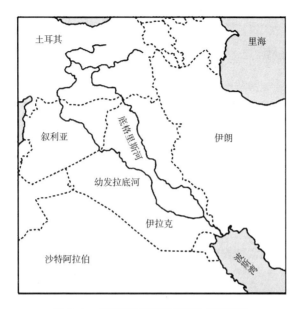

图 2-1　美索不达米亚地区周边地理情况

其血统族系尚不清楚。

　　美索不达米亚的土地上诞生出人类文明，与这片土地曾是麦（农耕）与羊（家畜化）的原产地有关。约 11 000 年前，人类在这片土地上开始了种植小麦的农耕生活。这与文明的兴起直接相关。被河流冲积土覆盖的土地非常肥沃，据说当时的小麦产量倍率（种一粒小麦能收获多少粒小麦的倍率）高达 70 倍。在这片肥沃的大地上，苏美尔、巴比伦、赫梯、亚述和波斯等古代文明上演了一出又一出帝国的兴衰。

吉尔伽美什与瘟神

19世纪在亚述遗迹中发现的遗物之一《吉尔伽美什史诗》记录着这片文明摇篮地上发生过的疫病情况。这部史诗以主人公吉尔伽美什的名字命名，是苏美尔城邦乌鲁克真实存在过的国王。在史诗中，瘟神的到来被记作"胜过大洪水"的四大灾难之一。这可能示意了麻疹和天花等急性传染病会周期性地攻击人类文明。美索不达米亚文明，有着人类历史上第一次具备了让急性传染病定期流行起来所必需的人口规模。

正如人类文明并没有因为大洪水而消失，急性传染病也没有完全摧毁文明。相反，对处于文明中心地的人类群体而言，急性传染病的存在有可能起到了生物屏障的作用。

拥有急性传染病的社会，会因为传染病的流行而经常性地失去一定的人口。存活下来的人将获得免疫力，并通过所获得的免疫力进而免于之后的感染。相对来说，在没有急性传染病经常流行的社会中，传染病不会带来日常性的破坏，但一旦传染病被带入这样的社会，比起拥有传染病的社会，其遭受的危害会大到难以计量。

结果会出现以下情况。面对一个没有急性传染病的文明，位于其周边的人们会因为健康以及人口增加的压力，觊觎这个文明的中心。一旦处于该文明周边的人与文明中心的人接触后，该文明会因为传染病而受到足以改变人口动态的重大影响。位于周边的群体要想成为新文明的旗手，就必须克服文明所拥有的生物屏障。这样的两者关系在历史上一直反复出现。

《吉尔伽美什史诗》中也有这样的故事。一直以来，美索不达米亚的森林资源极度贫乏。吉尔伽美什国王为了建造城镇所需的木材，不顾周围人都说会被诅咒的劝阻，与好友恩奇都一起踏上旅程。森林里住着一只神兽芬巴巴。为守住森林，神兽芬巴巴与吉尔伽美什等人展开了战斗，最后芬巴巴被恩奇都割下头颅，并装入桶中。芬巴巴被杀后，山野恢复了平静。于是，森林从神手中被解放出来，成了人类的所属。

如果把恩奇都换成达达拉的艾伯西，把芬巴巴换成野猪神，那就是电影《幽灵公主》的情节。文明的发展与自然的破坏总是捆绑在一起的。

破坏自然，人类终将被反噬。在美索不达米亚的土地上，人类对森林的采伐导致土地沙漠化、遭受盐害，而这成了该文明衰退的原因。

黄河与长江

在亚洲，约自公元前 600 年起，黄河泛滥平原上的农耕取得了长足的进步。农耕的主角是种植水稻。顺便说一下，小麦是美索不达米亚的主要作物，而在东亚，农耕初期的主要作物是稗子、谷子和水稻；至于美洲新大陆，则是玉米和马铃薯。

种植水稻需要用到灌溉这种大规模的土木工程技术。灌溉，让河水泛滥的平原变成了农田。拥有剩余粮食与统治机构的存在，促进发展了堤坝的构筑、排水技术的引入与运河的修建，培养出了使用这些技术的专业工匠。就这样，黄河泛滥平原的土地上兴起了足以被叫做文明的社会。

另一方面，中国大陆的另一条大河扬子江（长江）流域的全面开发，始于汉朝灭亡后（公元 3 世纪中叶）。黄河流域与长江流域的人口比例，在西汉时期（1 世纪）为 9 比 1；到 8 世纪变为 6.5 比 3.5；到了 11 世纪则逆转为 3.5 比 6.5。造成长江流域比黄河流域晚 1 000 年开发的原因是地方病的存在。长江流域气候温暖、雨量充沛，很可能比黄河泛滥平原更适合农业发展。但尽管如此，两个流域的发展却出现了如此巨大的时间差，其原因只可能是地方病。据说司马迁也曾在《史记》中记录道——长江以南地区，气候潮湿，成年男子多早亡[1]。

文明的疾病谱

一种名为血吸虫的寄生虫卵，从位于长江中下游流域湖南省发掘出的 2 000 多年前的干尸中被发现。血吸虫是一种以人类和淡水螺为宿主的寄生虫，人一旦被感染，死亡率虽然很低，但会让人变得衰弱并影响发育，严重时，会引起膀胱、消化道、肝脏等的慢性障碍。我们无法确定血吸虫是何时变成人类传染病的，但当我们的祖先开始将淡水用于生活和农业时，这种寄生虫就已经与人类有着密不可分的关系了。

据说在公元前 3 世纪左右的中国，钩虫病被描述为"能吃但倦怠到没法干活、全身发黄的病"，得病者贫血、嗜睡。钩虫是一种寄生于消化道的寄生虫，主要引起缺铁性贫血的症状，患者因此多倦怠和嗜睡。

除了上述寄生虫病以外，疟疾和登革热，依然分布在现在的中国南方地区。黑热病（内脏利什曼病）是唯一的例外，多见于北方。黑热病是一种由利什曼原虫引起的传染病，媒介是沙蝇；病患经过

1　原文为"江南卑湿，丈夫早夭"，出自《史记·货殖列传》。

2～6 个月的潜伏期后会出现肝脾肿大、脘腹胀满和严重的贫血，中国、南亚、中近东、北非和中南美洲都能见到这种传染病的流行。

当文明扩大到周边地区时，往往是干燥或寒冷等气象条件，以及山脉和海洋等地理条件起到了壁垒的作用。但就黄河和长江的例子而言，是传染病对文明的扩大产生了壁垒的作用。

即便如此，黄河文明在不久之后成功地将长江流域置于其影响之下。与此同时，也意味着黄河文明将新的传染病加入了其自身的疾病谱之中。就这样，文明所拥有的疾病谱变得越来越丰富。

印度河流域文明

印度次大陆包括从极寒的喜马拉雅山到炙热的德干高原，从无雨的西北泰米尔地区到全年降雨量超过 10 000 毫米的阿萨姆邦和孟加拉地区。据说这里在公元前 3000 年前诞生了第一个文明。印度河在从喜马拉雅高地流出的过程中渐渐将沙漠变为半干旱地带，从而兴起了文明。该地区的文明拥有与古代美索不达米亚和埃及文明相同的景观。这种文明被称为印度河流域文明。在印度河流域文明中，大大小小的城邦在大河周围建立起来。承载着雪融之水的河流，作为交通枢纽连接起各个城邦，每个城市的产物，越过阿拉伯海，被运送到达美索不达米亚。

公元前 1500 年左右，雅利安人从中亚越过开伯尔山口入侵印度。因为这次入侵，此前肩负文明的人们迁移去了南印度，于是在公元前 8 世纪，雅利安人创造的文明出现在了印度西北部。

大约在同一时间，在印度次大陆的东侧，恒河流域上也成立了一个小城邦。恒河流域因季风带来的大雨而成为印度最好的农业区之一。雨季期间降雨丰富的恒河流域，在印度是最适合农耕的地区之一，但同时，高温高湿的气候也让该地区成了传染病的重灾区。印度西北部的社会与恒河流域的社会的"疾病谱"并非同样。印度次大陆的地域之间的差异，也许比中国的要大很多。

传染病与种姓制度

高温高湿的恒河流域，其流行的传染病压垮了印度河流域文明的住民。也有一些研究人员认为，是传染病将种姓制度带入了印度社会。所谓种姓制度，是公元前 13 世纪印度的雅利安人在统治印度时创立的阶级身份制度。该制度不允许阶级间的转换，阶级身份为世袭制，并且规定结婚也必须在同一阶级间进行。这是种姓歧视的制度，现在已被宪法禁止。

关于这个种姓制度，历史学家威廉·麦克尼尔曾在《瘟疫与人》一书中写道——

当然，还有很多其他因素和思想影响了印度社会中种姓原理的形成与维持。但是，对突破种姓框架进行身体接触的禁忌的存在，以及在不小心打破这种禁忌时为了清洁身体所必须遵循的细密的规定，这些都在暗示在印度社会逐渐固定的各个社会集团之间，想要相互保持安全距离的时候，对疾病的恐惧是多么重要的动机。

文化人类学家川喜田二郎也表示，种姓制度的起源里有着通过净与不净来管理社会成员之间的相互交流，从而避免传染病流行的意图，其观点与上述麦克尼尔的一致。当然，也存在反对意见。

另一方面，从流行病学的角度，可以看成是在进行选择性交流的群体中的传染病流行问题。

人类的交流方式与传染病

传染病流行的样态由人们的交流方式来决定。人们的交流方式大致可分为两种。"随机交流"与"选择性交流"。选择性交流又分为正向选择与逆向选择，前者是指社会人口学属性相同的人们进行选择性的交流，后者是指不同属性的人之间的选择性交流。虽说理论上可行，但在现实社会中，几乎没有逆向的选择性交流，大部分人类的行动，多归于同质群体间的交流，社会学上很难想象不同行为样式的人会敢于互求彼此的关系性。

换言之，大部分社会都有正向的选择性交流，而种姓则是一种加强正向选择性交流的社会制度。

传染病的数理模型显示，当病原体被带入社会时，在随机交流的情况下，初期的流行比较缓慢，而最终的流行规模却会大于选择性交流的情况。而在种姓制度加强选择性交流的社会中，传染病流行的初期，感染范围会很快扩大，但最终流行的规模却可以控制到很小。

另一方面，也有种姓制度成为传染病温床的事例。比如黑热病的患者，就多见于患者与牲畜直接接触的种姓之间。

从流行病学的角度而言，说种姓制度是避免传染病流行扩大的社会制度的这种说法未必妥当。当然，从历史的角度而言，或许确实是那样。一方面是因为当时没有流行病学的验证方法，另一方面，从隔离对传染病有效的事实来看，认为社会的阶级化可以避免传染病，这种想法也并非不可思议。

让我们回到文明的话题。在印度西北部出现的文明，以一种迂回的方式，成功地"适应"了恒河流域的传染病重灾区。在这一时间点上，已经没有什么可以阻止印度河流域文明向与恒河拥有同样景观的布拉马普特拉河、湄公河流域进军了。就这样，将恒河流域的疾病谱添入自己文明的印度，在公元后数个世纪的时间里，形成了包括印度尼西亚群岛在内的"大印度"。

基 本 结 构

我们已经概括性地了解了一下美索不达米亚、中国和印度次大陆上兴起的文明、风土、传染病和社会。不难发现，这其中存在有关"传染病与文明"的一些基本结构。

第一，文明发挥了"传染病摇篮"的作用。以美索不达米亚为代表的文明，通过人口增长，为麻疹、天花和百日咳等提供了流行的土壤。其结果就是，这些传染病成功地在人类社会中扎根落户。

第二，文明所孕育出的传染病，作为生物屏障，起到了保护文明的作用。我们在美索不达米亚文明中可以看到这种案例。

第三，文明通过扩张，吸收周边地区的传染病，扩大了自身的疾病谱。被文明吸收进疾病谱的传染病，之后会成为保护文明的生物屏障，同时，也是支援文明扩张的强有力的工具。我们从中华文明以及印度河流域文明中可以看到类似的案例。

第四，疾病的存在会影响社会的形态。我们可以从印度次大陆上兴起的文明和社会中看到其原型。许多研究者表示，不考虑各种传染病的存在，就不可能了解印度的社会和宗教。

每个文明选择什么样的传染病作为"原始传染病"，取决于该文明的风土、生态学以及社会学上的制约。某种疾病一旦被选中，就会在文明内扎根落户，在给人们的生活带来恒常性影响的同时，也会为所属文明的群体带来免疫。因此，传染病，作为文明生物学上的攻击机构和防御机构在发挥着作用。这些观点为理解历史上的传染病和文明提供了一个框架。

2　欧亚大陆上的疫病交换

源自中国的鼠疫

公元后初期，世界上至少存在四个文明化了的疾病栖息地。从东方往西，分别是中国、印度、西亚和地中海世界。西亚的源头在美索不达米亚，地中海世界包括埃及和希腊。每一个文明，都有与其风土、历史相呼应的固有疾病（原始疾病）。

其中之一便是中国的鼠疫。

2010 年 10 月 31 日发行的《自然——遗传学》(*Nature Genetics*) 杂志中，有一篇国际研究小组发表的论文。这篇论文分析了从世界各地采集的 17 株鼠疫杆菌的基因排列后，提出鼠疫杆菌共通的祖先很可能在古代中国，通过丝绸之路传到欧亚大陆，而明代的郑和下西洋为其扩大起到了推波助澜的作用。

据说郑和本姓马，原为从侍永乐帝的宦官，因军功显赫而被重用，受命航海远赴南海。郑和老家在云南省，祖先是成吉思汗在远征中亚时选择归顺的伊斯兰教徒，其本人也是伊斯兰教徒。郑和的航海，合计 7 次，从印度到阿拉伯半岛，远至非洲的肯尼亚。据清代编纂的史书《明史》记载，其首航船只 62 艘，船员总数达 27 800 人，规模极大。

正如源自中国的鼠疫一样，每个疾病栖息地的原始疾病都是通过相互交流的质或量的变化——比如郑和下西洋或横跨欧亚大陆贸易通道的完备等——扩散到各地的。

丝　绸　之　路

在欧亚大陆上，公元 1 世纪到 2 世纪之间，参与交易的动机和与之相符的安保等条件都已具备，于是东西方之间的贸易正式启动。成百上千的人组成商队，在连接中国和地中海世界的贸易路上来来往往。这就是丝绸之路。

"丝绸之路"这个名词据说是 19 世纪德国地理学家李希霍芬[1]在其著作《中国》中首次使用。李希霍芬的学生、瑞典探险家斯文·赫定[2]在 1936 年以《丝绸之路》为名写过中亚游记。

丝绸之路的建立，促进了欧亚大陆各个文明之间原始疾病的交流。起源于中国的鼠疫被带入大陆的西侧，也是这种交换与均质化的表现之一。在此期间，罗马共和国（前 509—前 27 年）至少发生了十多次恶性传染病的疫情。而在公元 2 世纪，席卷罗马帝国的疫病，则是由在美索不达米亚采取军事行动后归来的军队所带入，在地中海世界流行了 15 年以上。

1　Ferdinand von Richthofen（1833—1905），德国地理学家，地质学家。
2　Sven Hedin（1865—1952），瑞典探险家。

查士丁尼瘟疫

曾是虔诚基督教徒的东罗马帝国（拜占庭帝国）皇帝查士丁尼（527—565 年在位）梦想复兴古罗马帝国的辉煌，他在编纂《罗马民法大全》、重建圣索菲亚大教堂的同时，远征意大利半岛和非洲，令古罗马帝国的意大利土地重归帝国领土。而最终令查士丁尼复兴之梦破碎的，正是鼠疫。

这场鼠疫从 524 年到 750 年间，反复肆虐首都君士坦丁堡（今土耳其伊斯坦布尔）。特别在 542 年最终疫情被称为"查士丁尼瘟疫"，据说最严重时，仅君士坦丁堡单日就有 1 万人死亡。瘟疫从港口向内陆扩散，杀死了地中海世界的四分之一人口。尸体多到来不及埋葬。君士坦丁堡要塞的屋顶全被拆除，以便将尸体高高堆起，一部分则用木筏冲入海中。

东罗马帝国由此衰落，此后，以西亚为基地的穆斯林，开始在地中海世界活跃起来。伊斯兰军队在 636 年的雅鲁克战役中将拜占庭军驱逐出叙利亚，又在 642 年占领亚历山大港，并于 652 年控制西西里岛。东罗马帝国的版图逐渐缩小，这一趋势直至进入 9 世纪后才开始有所回转。

这一时期的东罗马帝国经历了长期的人口下降。地中海世界欧洲的人口在公元初期曾有 3 300 万，但在 600 年间却骤然减少了 1 500 万，只剩下 1 800 万。毫无疑问，原因之一正是反复肆虐的鼠疫。

在大陆的东西方打破帝国的梦想

同一时期，有记录表明中国也出现了人口减少的情况。公元 589 年，隋灭陈，南北朝结束，自西晋以后，时隔约 300 年统一了中国。实现统一的隋文帝开始大兴土木，同时三度远征北方的高句丽。然而，三次远征均以失败告终。由于高句丽远征的失败和大型土木工程而造成财政困难，隋朝在统一中国后仅过了 30 多年便灭亡了。那一年是 618 年。

据记载，隋朝末年的 610 年鼠疫肆虐。在之后的半个世纪里，中国至少暴发过 7 次鼠疫。在欧亚大陆的西边，打破查士丁尼帝国梦的鼠疫，同样地也在大陆的东边加速了隋朝的灭亡。

人口的减少、鼠疫的反复肆虐、帝国的衰退，这一时期的大陆的东西两端存在诸多共通点。这是偶然的一致，还是存在某种盖然性呢？

起源于中国的鼠疫，最晚在公元元年左右，已在西亚和印度北部等欧亚大陆的半干旱地区生了根。当然，这些地区也必定都经历过鼠疫。然而，与大陆的东西两边相比，其受害的程度实属轻微。在西亚和印度，至少没有看到地中海世界和中国那样的人口减少。例如，对古代水道系统的一项调查表明，美索不达米亚的人口在公元200—600年间达到过峰值，而这正是东罗马帝国和中国因为鼠疫而遭受重创的时期。

从地中海世界消失不见

袭击拜占庭帝国的鼠疫在542年大暴发（查士丁尼瘟疫）后，至少到8世纪中叶为止，在小亚细亚反复流行。8世纪，在爱琴海群岛和希腊的南部也出现过疫情。然而，瘟疫突然从地中海世界消失了。750年左右以后，直至11世纪再次袭击欧洲为止，鼠疫至少在地中海世界消失不见了约300年。

一些研究者将气候变化的影响列为鼠疫消失的原因。因为在时间上，这段时期正好与中世纪暖期（800—1300年）相重合。温暖期之后，则是被叫做小冰期的寒冷期。大约在这时，鼠疫再次在欧洲流行起来。

关于气候变化与传染病流行之间的因果关系，已被指出的有以下几种可能性。鼠疫本来的宿主是生活在草原上的黑鼠这类啮齿动物。跳蚤（印鼠客蚤）在吸食了携带鼠疫菌的老鼠血液后又吸食了人血，从而造成了人类的感染。有人认为是宿主黑鼠的栖息地受气候变化影响，进而影响了传染病的流行，这一说法存在诸多争议；但在气温与鼠疫流行之间，或许隐藏着某种生态学上的联系。

中世纪欧洲的流行病大暴发

因为丝绸之路而被扰乱的流行病学上的平衡，直到9世纪为止，可能达到了某种新的平衡状态。自六七世纪以来，无论是中国还是地中海世界，人口都在增加。这或许是因为针对肆虐的传染病，这些地区已经实现了某种适应。然而，一度恢复稳定的欧亚大陆的传染病学上的平衡，在11—14世纪期间，再次发生了混乱。

主要存在两个原因。

第一，位于欧亚大陆两端的中国和欧洲的人口激增。在中国，人口在1200年左右突破了1亿。在欧洲，自公元元年开始后的600年间减少了1 500万人口，但在之后的700年内，却增长至7 000万人，增加了近4倍。

第二，与公元元年时期相比，连接大陆的交通网已发展到相当

大的规模。这一时期，在蒙古帝国所支配的地区，横跨欧亚大陆商
队的交通网发展达到了顶点。在蒙古帝国的势力达到顶峰的 13 世纪
下半叶，其版图包括今天的中国全境、俄罗斯的大部分地区、中亚、
伊朗和伊拉克。其庞大的版图，由一张巨大的交通网连接起来。

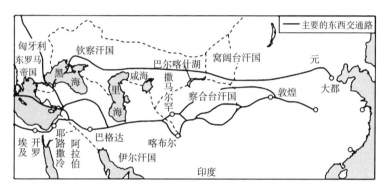

图 2-2　蒙古帝国的交通网（摘自村上阳一郎《瘟疫大流行》）

交通的发达与人口的增加，在任何时代，对于传染病学的平衡
都是最大的扰乱因素。始于 15 世纪的大航海时代、20 世纪的航空
时代，无不是传染病学上的扰乱因素。

就这样，欧亚大陆的东西两端再次暴发了传染病。

腺鼠疫和肺鼠疫

鼠疫是由鼠疫菌（耶尔森菌），一种革兰氏阴性厌氧菌引起的

传染病。首发症状以全身倦怠和高热为主，之后会因为不同的症状分化为两种类型。

一种是常见的腺鼠疫。在全身倦怠和高烧后，出现腋下或腹股沟淋巴结肿大。肿胀的淋巴腺会肿成拳头大小。这也是腺鼠疫名称的由来。在这个类型中，鼠疫菌产生的毒素使神经系统麻痹，造成意识的浑浊或错乱。当鼠疫菌通过血液扩散至全身时，会引起败血症，全身皮肤会出现出血性的紫癜。这是决定患者死亡或康复的关键时刻。因为这种出血性紫癜，腺鼠疫又被称为黑死病。在没有抗生素的年代，患者中的死亡人数超过了50%（病死率）。

另一种类型被称为肺鼠疫。肺鼠疫通常在腺鼠疫流行之后发生。没有或少有皮肤症状或淋巴腺的肿胀，但存在肺部症状，如血痰和咯血。通过患者咳嗽引起飞沫传播。未经治疗的病死率几乎是100%。

关于中世纪欧洲瘟疫流行的起源存在很多说法，但人们一致认为初次发生是在中亚。先是从中亚到中国，于是1334年浙江一带暴发了鼠疫大流行。再经天山山脉的西北部到达克里米亚半岛，经海路来到欧洲。被传播至欧洲的鼠疫，在此后长达半个世纪的时间内，将人类打入恐惧的深渊。这次疫情的死亡人数有人说是2 500

万，也有人说是 3 000 万，约占当时欧洲总人口的三分之一到四分之一。

薄伽丘笔下的黑死病

关于当时的欧洲社会对这种疾病有多恐慌，乔万尼·薄伽丘曾在《十日谈》中有过详细描述。《十日谈》讲述的是 1348 年瘟疫流行时，3 名男子与 7 名女子共 10 人躲去乡村一所别墅里避难的故事。10 人每天各讲一个故事，一共讲了 100 个故事，都是充满情趣的关于恋爱或失败的小故事，被誉为人文主义文学的杰作。作品的故事背景正是当时被黑死病折磨得痛不欲生的社会状况。

> 每天有一千多人患病。得了病都没人照顾，没有治疗，大家只能无奈地死去。无论白天还是夜晚，有太多人路死街头。还有很多人即使死在家中，直到尸体腐烂发出恶臭，邻居才会知道。
>
> 墓地里已经埋不下更多的尸体，所有墓地都已满了，只能挖一个大坑，一下子放入几百具刚到的尸体，像货船堆货一样，每一层只能铺上少量的土，然后再堆上新的一层尸体。但

最后，连坑也填满了。

吞　噬　欧　洲

鼠疫的流行在 1347 年到达以君士坦丁堡为首的地中海的主要城市。1348 年，1 月在阿维尼翁，4 月在佛罗伦萨，11 月北上至伦敦，1349 年到达瑞典和波兰，1351 年扩大到俄国。阿维尼翁的教皇克雷芒六世的医生盖伊·德·乔利亚克和英国的吕·贝克都曾描写过鼠疫流行时的情形。

鼠疫首先袭击了英格兰，然后是苏格兰，次年从威尔士到爱尔兰，居住在那里的英国人口急剧减少。住在山区的爱尔兰人在之前并没有受到疫情的影响，但到了 1365 年，鼠疫扩散给了所有爱尔兰人，无论他们居住在哪里。

无人幸免。即使有人一时免于疫情，也会在下一个时刻遭到袭击。无关居住地、宗教或生活方式，鼠疫吞噬了整个欧洲。

鼠疫后的欧洲

鼠疫对欧洲社会产生的影响至少有三个。第一，劳动力的急速减少，导致薪酬上升。农民成了流动人口，加快了农奴以及其所依

存的庄园制度的崩溃。表 2-1 显示了鼠疫流行前后，英国南部库
克斯哈姆庄园的收支数据。可以看出，地租、租务费、粮食和家畜
销售收入不断减少，而支付给庄园工人的工资却在增加。结果，劳
动者的购买力增加了，享受到前所未有的经济上的结余。第二，教
会失去权威，同时，国家这一概念在人们的意识中增强。第三，由
于人才耗尽，原有体制中未被录用的人才得到了录用，这些人成为
改变社会和思想构架的原动力之一。结果，封建的身份制度遭到实
质性的解体，同时也创造出了新的价值观。

表 2-1　鼠疫流行前后英国库克斯哈姆庄园的收支情况（W. 阿贝尔）

单位：英镑·先令

	1332/33 年	1350/51 年
＜收入＞ 地租、场租	5.80	1.18
谷物的销售收入	33.10	20.2
家畜的销售收入	6.5	3.9
畜牧产物的销售收入	2.7	0.17
其他	3	0.13
未能销售的生产物	7.3	6.7
总计	57.13	33.6

续　表

	1332/33 年	1350/51 年
＜支出＞ 用于建筑，土地的资产	5.11	3.17
薪资	7.-	14.14
家畜	4.15	1.10
播种用的种子	1.18	4.15
其他	8.3	4.9
总计	27.7	29.5

　　历时半个世纪的鼠疫恐慌之后，从某种角度而言，欧洲度过了一段安静祥和的时光。一些历史学家认为这段时光加深了人们内心的思索。气候变暖也起了一定的作用。在这样的条件下，欧洲很快迎来了以意大利为中心的文艺复兴。对比鼠疫前后，欧洲已转变为一个迥然不同的社会。社会转型促进了强国的形成，中世纪也因此走向了终点。

疾病结构的变化

　　不仅是关于文化的复兴，鼠疫流行还改变了欧洲社会的疾病结构。最显著的变化是麻风病患者的减少。

麻风病，是一种抗酸杆菌（麻风分枝杆菌）引起的传染病，经鼻或呼吸道传播，但传染力较弱。潜伏期平均为3～5年，也有持续数十年的病例。主要症状为末梢神经损伤和皮肤损伤。末梢神经损伤引起的眼部症状、脱发、面部和四肢畸形等外观上的问题导致许多人对这种病患持有偏见。

在鼠疫流行前的欧洲，麻风病曾一直是重要的疾病。各地都建有麻风病院。13世纪左右，欧洲有近2万家麻风病院，仅英国就有约320家。但在进入14世纪后，欧洲没再建造新的麻风病院。可以肯定的是，很多人都死于病死率极高的鼠疫了。很难想象，麻风病患者是因此突然减少的，然而事实是，1348年的鼠疫流行过后，麻风病患者数再也没恢复到流行前的水平。麻风病患者减少的原因至今尚未有定论，有学者提出过疾病间的竞争这种假设，认为是结核病的增加抑制了麻风病。

结核病的增加

在此之后，欧洲的结核病患者数量增加，麻风病患者数量减少，这一点是肯定的。从生物学的角度，一些人认为原因在于交叉免疫的存在。结核菌引起的免疫反应与麻风病的病原体引起的免疫反应相互影响，接触其中一种病原体，可以获得对另一种病原体的抵抗性。这样的情况还因为雅司病和梅毒之间的关系而为人所知。雅司病与梅毒相同，是由纤细螺旋体引起的传染病。确切的感染途径尚不清楚，但普遍认为是由于直接接触皮肤或黏膜所引起。与梅毒不同的是，雅司病没有先天性的传染或性交引起的传染，但两者在免疫学上互相干涉，若感染其中一种，则可免疫另一种。

随着鼠疫后欧洲城市化进程的推进，可以肯定的是，越来越多的人在年轻时感染结核病。在人口密集的社会中，空气传播的结核病比麻风病更容易传染。这加大了年轻人被感染的可能。

另一方面，也有研究者认为，由于这一时期结核病的增多，许多麻风病人死于结核病。麻风病患者免疫功能下降会加大其罹患结核病后的病死率。

结核菌，与麻风病的病原体相同，是一种抗酸杆菌。主要感染途径是经呼吸道，通过吸入含有结核菌的飞沫而引起感染，有包括咳嗽、血痰和咳痰等呼吸道症状，以及发热、出汗、倦怠感等全身症状；也有即使感染，也未必有症状的情况，90%以上的感染者一生都没有发病，这种情况被称为结核菌的"休眠"。学界普遍认为世界人口的三分之一感染过结核菌，但只有几个百分点的人会发病。发病后，未经治疗的患者在 5 年内有约一半死亡，20% 变成慢性病，剩下的约三分之一会自然治愈。而在麻风病患者中，也许是因为免疫力低下，所以未发病结核菌感染者的比例比较低。

谈到"休眠"，很多研究者认为这是结核菌的一种生存战略。因为比起故意伤害宿主，一边休眠一边与宿主共存，更有利于其生存。

此外，结核菌是一种古老的病原体，与人类的关系历史悠久。近年来的基因解析表明，结核菌的共同祖先可以追溯到约 35 000 年前。有研究者认为，与人类长期共存的结核病在 14 世纪流行于欧洲的原因有气候变冷、在室内居住时间的增加、毛织品供应的增加、公共浴室的普及、营养状态的恶化等那个时代的诸多社会变化。然而，确切的因果关系尚未辨明。

17 世纪伦敦的鼠疫

瘟疫在之后的时间里也肆虐西欧社会。1665—1666 年，袭击英国的瘟疫在其全国各地造成了巨大的破坏。伦敦的疫情造成约 100 万人死亡。这场流行病被称为"伦敦大瘟疫"。"搜查员"通常是不识字的老太太，发现病人后将其锁在屋中，在门上画一个红色的叉，并写上"请给予我慈悲"。教堂里挤满了悲伤的人群，公共墓地里堆满了尸体，不只是宫廷人员，连医生和神职人员也都选择了逃离。

这时期，有一名刚从剑桥三一学院毕业的年轻人。由于瘟疫流行，年轻人就读的大学也多次停课。停课期间，离开大学回到家乡伍尔索普的他在无聊度日的时候，发现了微积分和万有引力的基础概念。这个年轻人就是艾萨克·牛顿。这个产生了许多重大成就的日子被后人称为"创造的休假"或"不得已的休假"。而这段休假，恰恰是由瘟疫流行带来的。

这是英国最后一次鼠疫大流行。

在德意志南部巴伐利亚州的小镇上阿玛高，每10年会上演一次为期100多天的基督受难剧。以波希米亚的新教叛乱为契机开始的30年战争给德意志南部带来了瘟疫。在瘟疫造成巨大破坏后的1633年，村民为了使村中不再出现更多的牺牲者，于是发誓要每隔10年上演一次主耶稣基督的苦难、死亡与复活。最初的公演是在1634年，由那些瘟疫中的幸存者表演。舞台被搭建在瘟疫死难者的坟墓上。相传，从此以后，这个村子再也没人死于瘟疫。

1720—1722年间在马赛出现的疫情，是西欧鼠疫暴发的最后阶段。导致疫情出现的可能有以下几种原因：城市环境的改善，对宿主黑鼠的瘟疫的抵抗力的获得，气候变化，检疫，等等。然而，任何一项都并非决定性因素，真正的原因至今仍是个谜。

近代亚洲的鼠疫

西欧的鼠疫已然宣告了结束。然而，在东欧、亚洲和非洲，疫情依然在继续。

1894 年，中国的广东和香港都暴发了鼠疫流行，之后又蔓延到中国台湾、日本、夏威夷和北美大陆。日本的第一次鼠疫是在明治三十二年（1899 年），由台湾抵达神户的船只带来。

而北美，鼠疫通过太平洋的海运航线传入。西海岸是第一个入侵地。1900 年，当运输船日本丸从中国抵达旧金山时，华裔黄初景成了第一个牺牲者。他被发现死在一家名为环球大旅馆的肮脏的酒店中，腹股沟区和腋下都出现淋巴肿大，满脸都是带血的唾液。

在日本，继明治三十二年之后，在明治三十三年以及明治三十八年至明治四十三年间都发生过鼠疫大流行。一直到大正十五年（1926 年）为止，都还有零星的疫情，但自从昭和四年（1929 年）发现最后一名患者之后，日本再也没有发生过鼠疫。根据日本厚生省的传染病统计数据显示，这段疫情期间的患者总人数为2 912人，死亡1 464人，病死率为50%。

明治中期，神户和横滨开设了海港检疫所。检疫所内设有感染者和携带者的隔离室、浴室、化妆室、食堂、传染病院、消毒设施、检查室、火葬场，可同时容纳100多人。该检疫所多次阻止了鼠疫患者的下船入境。这里有一个年轻人，名叫野口英世，明治三十二年6月，在横滨海港检疫所担任助理检疫官的他，在进入港口的"亚米利加丸"号的两名船员身上发现了鼠疫菌，成功地防止了鼠疫菌进入日本国内。野口因为这一成就被选为政府医师团的一员，并被派往位于中国清朝牛庄（现辽宁营口市）的国际预防委员会中央医院。

在北美，1906年，鼠疫再次在大地震后的旧金山流行起来。1924年，洛杉矶也出现了鼠疫疫情。此后，各地陆续传出零星的疫情报告。鼠疫也有可能在当地野生动物中实现了本土化的进程。

鼠疫在这一时期蔓延到北美的一个原因，是因为北美的移民政策和殖民地主义的发展而日益完善的新交通路线。此时，太平洋海上航线已经成为连接欧亚大陆和北美大陆的东方大动脉。

专栏 1　文明的生态史观

　　最近刚去世的梅棹忠夫先生在其著作《文明的生态史观序说》中描述了他在 1955 年前往英属印度旅行时所感受到的对文明的看法。

　　书的前半部分讲述了他前往阿富汗、印度、巴基斯坦旅行时的所见所闻，以及他对这些地区文化的价值观。书的后半部分则转而将旧世界分为由西欧和日本组成的第一区域，以及在两者之间广阔延展的欧亚大陆的第二区域，并予以区分说明。在第二区域中，很早就成立了巨大的帝国，之后也不断重复着帝国的兴起与灭亡。同时，位于第二区域边缘的第一区域气候温和，不易受到外部的攻击，环境相对稳定。因此，虽然比第二区域发展得晚，第一区域却得以形成了稳定且高度发展的社会。

　　在描述第二区域的特征时，他列举了斜穿该地区的广阔干旱地区以及武力强悍的游牧民族的存在。"一群从干旱地带正中地区崛起的群体，怎会有如此巨大的破坏力？我，作为研究者，致力于游牧民的生态这一主题，却至今无法说出确切的原因。"

　　如果把这"巨大的破坏力"的原因，与文明间疾病的交换与均质化的过程一起考虑，结果会怎样？

　　曾将鼠疫作为地方病的欧亚大陆的半干旱地区，在疫病流行之后的几个世纪，使大陆的西边与东边陷入了激烈的混乱之中。另外，东西方的文明，在想要进入这片半干旱地带时，都曾遭受过重创。这种破坏力也许就像强大军事力量带来的毁灭性打击一样，给后世历史学家留下了深刻的印象。

第三章
现代世界体系与传染病
——旧世界与新世界的遭遇

现代世界体系

在瘟疫流行终结的同时，欧洲拉开了近代的帷幕。这也预示着不久之后，世界各地都会被纳入一个被称为现代世界体系的分工体制之中。随着交通和通信的发展，区域间的分工体制得以形成、固定和重组，是"全球一体化"的开始。这一动向真正开始于十六世纪大航海时代之后，至今仍在进行中。

分工体制，由中央（中心）—边缘的两个区域，或中心—半边缘—边缘的三个区域组成。工业产品从中心向边缘输送，而原材料和食品则从边缘向中心输送。结果，位于中心的国家进一步集权化，而边缘国家则被放置不管，始终处于"不发达"的状态。剩余利润集中在中心，但因为没有统一的政治机构，所以两者间的不均衡无法得到纠正。美国学者伊曼纽尔·沃勒斯坦提出，这种分工体制就是现代世界体系；按照这种说法，所谓"不发达"，就是分工体制（现代世界体系）生出的历史产物。这个观点震惊了那些此前认为"不发达"只是单纯发展较慢的人们。

对哥伦布发现的新大陆进行重新发现后，世界变成了作为中心的欧美、作为周边的新世界以及非洲这样的结构。首先是新世界，然后是非洲，接着是亚洲被纳入这一分工体制中去。结果，边缘的经济剩余都被送往中心，进一步加固了边缘的不发达。

山的那边还是山——海地的悲剧

2003—2004 年，我曾在海地生活过（关于那时候的情形在《海地：与生命作战》一书中有详细叙述），在位于首都太子港的卡波西肉瘤与机会性感染研究所做关于艾滋病的流行病学研究。当时的海地失业率超过 70%，全国三分之二的人口过的是每天不到 2 美元的贫困生活。现在亦是如此。"西半球最穷的国家""逐渐崩溃的国家"……

所谓"山的那边还是山"，形容的是海地无休止的苦难。

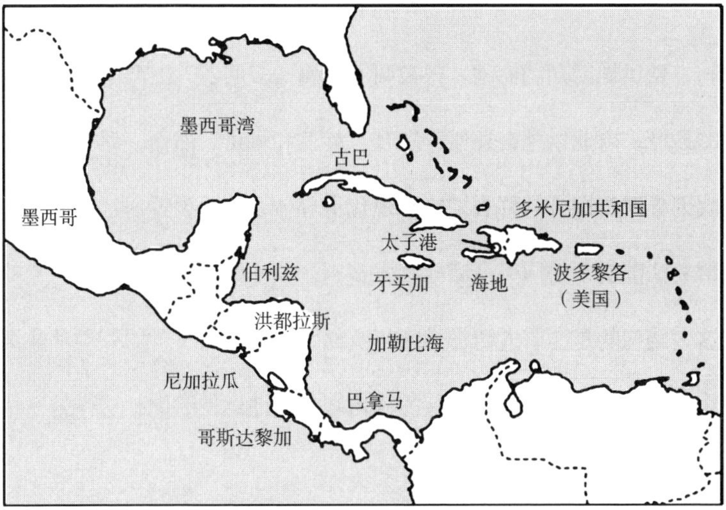

图 3-1　海地周边地理情况

"海地为什么这么穷？"我曾问过当年一起工作的研究所同事，其中一位回答说："在世界史中，海地一直任由他人摆布。自1804年独立以来，国际社会从未伸出过援助之手。像很多失去父母的孩子一样，海地这一路走来全是艰辛。"这让我想起了那笔为独立而支付给殖民者的巨额赔偿。当时的赔偿金额高达1.5亿法郎，花了整整97年才付清。

当时的我认为那是海地贫穷的原因。然而现在看来，也许还有更深层的原因。

新世界与旧世界的遭遇

殖民地时期的海地，曾被叫做法属圣多明各，生产全世界40%的砂糖，除此以外，还盛产咖啡、靛蓝和可可。然而，海地产出的大部分财富却被转移去了位于现代世界体系中心位置的法国，这在帮助法国变富的同时令海地陷入贫困，并不断加固这一状态。支持这一结构的是横跨大西洋的三角贸易。作为"黑货"的奴隶从非洲运往海地，而作为"白货"的砂糖则从海地运往欧洲。这样的三角贸易产生出巨大的利益。

旧世界与新世界的遭遇，发生在位于加勒比海的伊斯帕尼奥拉岛上。

现在的海地与多米尼加共和国所在的这个岛，是哥伦布于1492 年发现的。当时的海地，生活着约 50 万阿拉瓦克族的原住民。然而，欧洲人把天花带上了岛。从未经历过传染病流行、毫无免疫力的原住民根本不堪一击，人口减少至不到原来的三分之一。天花之后是麻疹，接着还有白喉和腮腺炎。一个接一个的传染病，让阿拉瓦克族人的抵抗力丧失殆尽。

除了从遗迹中挖出的陶器和石器，今天的海地已无他物可以言说他们曾经的存在。欧洲人带来的传染病彻底地终结了阿拉瓦克人的生活。

阿拉瓦克人的灭绝敲响了奴隶贸易开始的钟声。奴隶们的生活比现在的我们所能想象到的还要艰苦。生活在海地的黑人差不多过20 年就换一拨新人。尽管如此，17 世纪初只有 2 000 人的黑人人口，在 100 年后海地独立时已达到了 50 万人。这个数字道出了被送往海地的奴隶数量之多。

当时，在奴隶们的故乡西非，疟疾极为猖獗，其破坏力大到令这一地区被后人称为"白人的墓地"。疟疾与奴隶贸易一起被带入了海地，而且，被带入海地的不只是疟疾；与作为疾病媒介的埃及伊蚊一起，黄热病和登革热也被带到了海地。

现在的海地依然承继着上述这些历史产物。贫穷也继续为传染病提供着温床。艾滋病与结核病从未停止流行。耐多药结核病和耐药性病毒已成为重大的社会问题。哈佛大学的保罗·法默是一位在海地长期从事结核病控制的医生和人类学家，他说海地的结核病是一种"穷人病"。

印加帝国灭亡的原因

在整个新世界都可以看到如同在海地肆虐的、极端不平衡的疾病流播。单向的疾病流播最终让新大陆的人口减少到原来的十分之一。在这个过程中，曾在美洲繁荣一时的阿兹特克文明和印加文明也全都走向了灭亡。

来自欧洲的传教士们留下了有关当时情形的记录。

1532 年 11 月 16 日，西班牙殖民者皮萨罗与印加皇帝阿塔瓦尔帕在秘鲁的北部高原城市卡哈玛卡对峙。阿塔瓦尔帕率领的士兵有 8 万人，而皮萨罗只有一支不熟悉当地情况的 168 人小队。而且，卡哈玛卡高原距离最近的西班牙人聚集地足足有 1 600 千米远。即便如此，结果还是皮萨罗取得了这场战斗的胜利，并俘虏了阿塔瓦尔帕。

这是真实的历史。其实在双方相遇前，这场战斗早就胜负已定。阿塔瓦尔帕毫无击败皮萨罗的机会。不，即使有，印加帝国也没有击退西班牙殖民者的后路。

当时，无论是原住民还是西班牙人，都认为瘟疫源自神的愤怒。而这种神的愤怒，变成无情的木槌重击了新大陆的原住民，却没有挥向西班牙人。只有作为征服者的西班牙人得到了神的恩典，这个事实让原住民战栗不已。无论殖民者人有多少、多残忍、多卑劣，原住民都彻底丧失了抵抗力。

> "一旦神圣的理法与自然的秩序都明确否定了原住民的传统和信仰，那反抗还有什么根据可言？如此想来，方才明白为何西班牙人对原住民的征服来得如此轻松，区区几百人就主宰了广袤的土地和数百万的人口。"（麦克尼尔《瘟疫与人》）

有研究压力与疾病的关联性研究报告显示，觉得注定无助而选择放弃的念头会导致无力和抑郁，甚至经常置人于死地。原住民的放弃与此后的身心状态，也很有可能助长了传染病的肆虐。先是天花流行，接着是麻疹，后来又有斑疹伤寒将原住民赶尽杀绝。发生在海地原住民阿拉瓦克族的悲剧，也同样导致了印加帝国的灭亡。

生物地理学家戴蒙德的说明

旧世界与新世界的接触，是"有传染病的人"和"没有传染病的人"的相遇。贾里德·戴蒙德在《枪炮、病菌与钢铁》一书中对世界历史做出如下解读——

新世界没有但旧世界有的大部分传染病都源自家畜。一个文明在其早期拥有何种传染病取决于该文明拥有什么样的家畜。目前全世界被人类饲养的家畜不到 20 种，包括绵羊、山羊、牛、马、猪、骆驼、驴、美洲驼和牦牛等。大多起源于欧亚大陆。极少数如美洲驼和羊驼起源于新大陆。所有这些家畜都是在数千至一万年前文明兴起时开始被人类饲养的。此后，再也没有其他野生动物成为人类的主要家畜。这意味着，具有成为家畜潜在可能性的所有野生动物，都在这一时期完成了家畜化。如此可知，文明在其早期拥有什么样的家畜，便取决于该地区固有的生态条件。具体而言，在文明兴起的地区是否存在适合做家畜的野生动物，是一个决定性的因素。

　　不仅是家畜，农耕的开始也受到生态条件的极大影响。当前全世界所消费的农作物中，约 80% 须依赖仅有的十几种植物的供给。具体而言，有小麦、大米、大麦和玉米等谷物，大豆等豆类，土豆、木薯和红薯等根茎类蔬菜。所有这些植物都是在数千年前开始种植的。人类从当地固有的植物中选出最适合粮食生产的植物群。美索不达米亚肥沃的新月地带是小麦和绵羊的原产地，为人类带来了农耕和家畜，孕育了文明。同时，埃及和欧洲将农耕和家畜视为先进技术进行了引入。

　　大陆的扩展方向这一地理性的自然选择影响了农耕和家畜的引进。

　　展望世界地图，关于大陆的扩展方向，可以画出几条地理上的轴。非洲大陆与南北美洲大陆的基本轴线为南北向，欧亚大陆是东西向。大陆在东西向扩展，意味着该大陆的大部分地区位于相同的纬度。同纬度的地区有着或近海、或有大河等不同的地理条件，但气温、降雨量、日照时间及其变化、季节的转换等都非常相似。例如，无论在哪片大陆上，热带雨林只存在于南北纬 10 度以内，而橡树只分布在纬度 30—40 度之间。此外，在同一纬度范围内，野生动物的栖息地也多有重合。这些生态因素的类似性有利于传播植物的栽培和动物的家畜化。伴随着这些技术的出现，在大陆的东西方，传染病也相互交换，旧世界的传染病谱被进一步扩大并均质化。

扩大后的欧亚大陆的传染病谱，在自 16 世纪后正式启动的"世界一体化"和分工体制（现代世界体系）中，为创建以欧洲为中心的世界做出了贡献。换言之，戴蒙德解释说，旧世界与新世界相遇的结果，早在几十万年前已经被注定。

除此之外，我们还可以在世界地图上绘制另一些轴线。从东南亚经印度尼西亚和新几内亚到澳大利亚和新西兰的轴线，以及将太平洋向东西延伸的轴线。但无论哪条轴线，都存在海洋这一物理屏障，海洋曾长时间地将各个地区隔离开来。隔离造成了什么样的结果？我们从斐济群岛的麻疹流行中见到了其貌。

横跨大西洋的疟疾和黄热病

横跨大西洋的传染病中有与奴隶贸易一起被带到新世界的疟疾和黄热病。

疟疾，除了位于亚热带到热带地区的美洲的南部和中部属于疫情高发地，连整个北美也都有发生。20 世纪初期，在美国，每年有约 500 万人受到感染，约 1 万人死于疟疾。其中，在阿肯色州、佛罗里达州、密西西比州等南部各州，每 10 万人中有 40 多人每年死于疟疾，几乎等同于 2002 年肯尼亚的疟疾死亡率。当时的合众国公众卫生局曾表示，对美国南部而言，疟疾对健康的威胁比伤寒、痢疾和结核加起来的还要大。

黄热病也经常在新大陆流行。1647 年巴巴多斯的黄热病疫情造成了 5 000 人的死亡。次年又在古巴和尤卡坦半岛暴发了疫情。自此以后，从北部的魁北克到南部里约热内卢的港口城市，黄热病成了每年夏天都会定期暴发的流行病。作为与加勒比海周边各国开展商贸业务的门户，费城经历过多次黄热病的疫情。黄热病在新奥尔良和查尔斯顿等美国城市也反复流行。

十九世纪初，杜桑·卢维杜尔[1]和让-雅克·德萨林[2]在现在的海地（圣多明各）带领黑人发动了革命起义，法国派出 33 000 多名士兵对其进行镇压，但因为黄热病等，法国士兵们被高烧所折磨，陷入崩溃边缘的状态。这次远征的失败成为一个契机，提高了法国国内对热带病进行研究的意识，据说也推动了之后帝国医疗、

---

[1] François-Dominique Toussaint Louverture（1743—1803），海地革命家、军事家。

[2] Jean-Jacques Dessalines（1758—1806），海地革命领袖。

殖民地医学的发展。

黄　热　病

黄热病是由埃及伊蚊为媒介、黄热病病毒为病原体的传染病。

黄热病病毒属于黄病毒科。黄病毒科病毒广泛分布于脊椎动物中，多由蚊、螨等昆虫传播。此外，日本脑炎病毒和登革热病毒也属于这一科。

黄热病的潜伏期为 3～6 天，开始时会突然发烧、头痛、恶心和呕吐。发病后 3～4 天症状可能会好转并恢复，但重症者会在 1～2 天后再次发烧，同时有出血倾向，并肝肾受损，因此黄疸变显著。虽然可通过注射疫苗来预防，但发病后只能对症治疗，即使现在，其病亡率依然高达 20%。二十世纪前的病亡率肯定更高。

十九世纪后半叶，法国工程师费迪南德·德·莱塞普斯曾打算在中美洲巴拿马地峡开辟运河，却因为黄热病和疟疾而被迫放弃。当时黄热病和疟疾夺去了数万名劳工的生命。

在 1888 年的美西战争中，三分之一的美国士兵死于黄热病。受总统之命，当时 40 岁的陆军医生沃尔特·里德担任主席，专门成立了黄热病委员会，负责调查事故的原因。里德等委员会成员在

1900 年确认了黄热病是由蚊虫传播的。

进入二十世纪后，人类通过驱蚊，有效地预防了这种疾病。采取的措施主要包括改善排水工程、使用纱门、水面喷油等，患者人数有显著减少。1906 年，美国陆军医疗官威廉·克劳福德·戈加斯[1]在巴拿马地区成功地根除了黄热病。1914 年，巴拿马运河开通。1919 年，因对疟疾的研究而获得过诺贝尔生理学或医学奖的罗纳德·罗斯[2]说："巴拿马运河是用显微镜挖出来的。"

专栏 2　伊谷纯一郎最后的讲义

日本京都大学灵长类研究学者伊谷纯一郎（1926—2001），继人类学家今西锦司之后，将日本的灵长类学提升至世界最高水平。1984 年，他获得了有"人类学诺贝尔奖"之称的赫胥黎奖章。

2000 年，我有机会在京都大学听了伊谷先生的讲座。当时我正在京都大学教国际保健学。讲座中，伊谷先生讲述了他与老师今西锦司第一次去非洲的往事。大意如下：

1　William Crawford Gorgas（1854—1920），曾任美国军医总监。

2　Ronald Ross（1857—1932），英国医生、微生物学家，1902 年诺贝尔生理学或医学奖获得者。

今西老师喜欢山，刚到非洲的时候，他说"伊谷，我们去爬山吧"。我不讨厌山，所以回答说"好啊"。于是我们一起去爬了山。爬山的时候，发现即使在海拔 3 000 米级别的山上，植被也在不断变化。非常有意思。当时，今西老师说，"爬山这种行为，就像以赤道为中心，在非洲大陆上以南北向行走一样。想对非洲全貌有一个初步的了解，就得爬山。"这话的意思是，如果用海拔替换纬度，就可以获得植被变化的模拟体验。虽然也曾觉得这可能是今西老师为了爬山找的借口，但也觉得确实不无道理。

南北向的移动与登山相似，这也许是今西老师独有的"感觉"，而在文明初期，人类技术在南北向的传播，其困难程度也许确实如登山。如此看来，今西老师的话，未必只是一种"感觉"。

第四章
从生态学看近代医学

1 帝国医疗与殖民地医学

阻挡欧洲进入非洲的，是传染病。

黑 暗 大 陆

16 世纪以来，欧洲与新大陆或欧洲与非洲这样区域文明间的交汇变得越来越频繁。欧洲与新世界之间的接触采取的是征服的方式，但欧洲与非洲，并非单方面的关系。

1777 年至 1779 年间，探险家威廉·博尔特在从现在的莫桑比克林波波河到德拉戈阿湾的地区进行探险，然而在探险过程中，一行 152 人里有 132 人死于传染病。相当于 80% 的探险队员有去无回。1805 年，在尼日尔河上游芒戈公园进行探险的队伍也全员死亡。类似的情况还有，1816 年至 1817 年间，在刚果河上探险的詹姆斯·金士顿·土克一行，54 人中有 19 人丧命。

表 4-1 是 1816 年至 1837 年间驻扎在西非塞拉利昂的英军死亡率，英国人的死亡率超过 40%。顺便说一下，英军每一千人的死亡率，当时在英国本土是 15‰，南非东部是 12‰，缅甸是 44‰，锡兰（今斯里兰卡）为 75‰。此外，1825 年至 1845 年期间，在西

非近海工作的英国海军的死亡率是 65%。

表 4-1 驻塞拉利昂英军 (1816—1837) 按出生地
不同的死亡率 (每千人) (来源：Curtin)

	非洲人	英国人
间歇性发烧／持续发烧	6.9	3.3
其他热病	2.4	406.9
呼吸道疾病	6.3	4.9
肝病	1.1	6
消化系统疾病	5.3	41.2
脑病	1.6	4.3
水肿	0.3	4.3
其他	2.6	7.1
合计	26.5	478

当地人的死亡率约为 26‰。死亡率的差异最大的是"热病"，英国人和非洲人的死亡率差异约为 200 倍。

这是一种导致发烧的当地传染病，成了欧洲入侵非洲的生物屏障。有的是疟疾，有的是非洲昏睡病。人们因为疟疾或昏睡病而纷纷倒下，以至于非洲在很长一段时间都被称为"黑暗大陆"。

疟疾与奎宁

当时，疟疾在以西非海岸与河流为中心的地区极为猖獗。19世纪初，被派往西非的传教士的死亡率超过五成。特别在面朝贝宁湾的地区，因该地死亡率极高而被称为"白人的墓地"。

1830年，英国停止向西非派遣下等兵以外的白人士兵。痢疾、黄热病、伤寒等也都是理由，但最大的原因还是疟疾。

"疟疾"这个词，源于古意大利语的"mal aria"（脏空气）。在19世纪前的欧洲，人们以为疟疾是因为空气脏所引起的。

直到19世纪下半叶，人类才理清了疟疾的病因，不过在此之前，治疗方法已经较之前取得了长足的进步。人们偶然发现，被南美洲土著用作传统解热药的金鸡纳树的树皮具有抗疟疾的效果，于是在17世纪下半叶，金鸡纳树皮被大量出口到欧洲。1820年，金鸡纳树皮中所含的一种生物碱奎宁被分离出来，并于1827年开始商业化生产，用于治疗疟疾。效果非常好。

19世纪前期驻阿尔及利亚的法军，从1832年到1833年，8 000多名士兵中约有5 600人得过热病，其中约半数患者死亡，而在开始使用奎宁后的次年，死亡率下降到5%左右。1854年探索尼日尔河的"普雷阿德"号，全员平安返航，无人死亡。船员们被要求每天服用奎宁。

1854 年 9 月，戴维·利文斯通率领的探险队，从面向大西洋的罗安达（今安哥拉首都）出发。一行人沿赞比西河向下，经葡萄牙殖民占领的太特（今莫桑比克西部城市）后，于 1856 年 3 月到达面向印度洋的莫桑比克的基里曼。这是欧洲人第一次穿越非洲大陆。使这一行程变成可能的，正是奎宁。

1874 年，英国在加纳的库马西进行了为期 2 个月的军事行动。参加此次行动的 2 500 名士兵中，病亡的只有 50 人。此外，从 1881 年至 1897 年，驻扎在黄金海岸（今加纳）的英国官员死亡率只有 7.6%，而在尼日利亚的拉各斯，则更大幅改善至 5.3%。虽然这个数字比同期英国本土的死亡率高出 5 倍之多，但已足以说明，曾经被叫做"白人的墓地"的非洲，不再是无望生还、令人绝望的地方了。

奎宁对疟疾的胜利，帮助欧洲完成了在这一时期对非洲的殖民。奎宁的原料来自金鸡纳属的植物，是一种在南美洲安第斯地区的自生植物。欧洲人发现了其功效，并将之应用于治疗非洲的疟疾。从结果来看，欧洲人对新世界的重新发现，竟推动了其殖民非洲的进程。有一种说法认为在被哥伦布发现之前，新大陆上并没有疟疾。若是将这样的结果称为历史的恶作剧，是否有点讽刺呢？

非洲昏睡病

撒哈拉沙漠和卡拉哈里沙漠之间的广袤地区被称为"采采带"。非洲锥虫病（昏睡病）在这一地区已经流行了成百上千年。

非洲昏睡病，是由一种寄生性原虫、锥虫引起的传染病，媒介为采采蝇。感染者随着病情加重，会发生睡眠周期混乱、意识低下。所以几百年来，这个病在非洲一直被称为"睡眠病"，严重者甚至昏睡到死。

13 世纪初，一位到非洲旅行的阿拉伯地理学家曾说，他看到一个村庄里到处都是皮包骨头的人和狗。关于非洲昏睡病的详细记载，14 世纪末的阿拉伯历史书被公认是最好的教材。

"贾塔国王，因为昏睡病而倒下了，这种病一直在折磨这片土地上的人民……一旦得了这种病，会变得好像睡着了一样，即便醒着，意识也是模糊的。而且会一直加重，直到患者死亡……这种病在雅克的身体里待了两年，最后，他死于伊斯兰教历 775 年。"

贾塔国王指马利·贾塔二世，在 14 世纪后半叶统治过西非的马里帝国。一些历史学家指出，拥有庞大版图的伊斯兰帝国最终没能征服撒哈拉以南非洲的原因之一，就是这个疾病。

从居住在撒哈拉沙漠南部、以畜牧为生的人们身上也可以看出该病影响之大。很久以前，骑骆驼在沙漠中旅行的人们将开始看见绿色的一带视为岸边，并称其为"萨赫勒"（岸边）。13 世纪，当撒哈拉沙漠不断扩大，绿色的萨赫勒向南移动时，居住在那里的人们没有迁向南面的稀树草原，而是向东迁移，目的就是避免受到这种疾病的影响。因为如果向南迁移，他们害怕所有家畜全会灭亡。

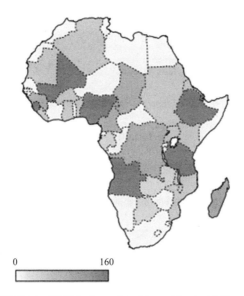

0　　　　　160

图 4-1 非洲昏睡病死者情况（2022 年，每 10 万人口）（来源：世界卫生组织）

从历史来看，位于撒哈拉沙漠南部边缘的国家，比起沿海地区反倒更为发达，比如喀麦隆等。而一般而言，内陆地区的发展普遍慢于沿海地区。然而在这片地区，由于干旱地带采采蝇较少，帮助了内陆的发展。

病原体与治疗

非洲昏眠病不只对人，对牛马也造成了巨大伤害。第一个提出也许是采采蝇把昏睡病传染给牛马的是在林波波河、赞比西河、坦噶尼喀湖周边进行探险的苏格兰传教士戴维·利文斯通。那一年是1852年。此后，其他欧洲探险家们也都报告说，在探险途中牛马经常死亡。搬运人和行李的马匹之死，严重地阻碍了探险与交通。而当欧洲人开始在此定居后，这种传染病又继而祸害家畜，损失十分惨重。非洲昏睡病成了开发当地的障碍。

从19世纪后半叶开始，非洲昏睡病开始在英国、法国、比利时、葡萄牙和德国等的殖民地流行起来。在1896年至1906年的10年间，被英国宣布为"英国保护国"的乌干达有25万人、刚果盆地有50万人死亡。为寻找原因和对策，许多医生和医学家被派往非洲，其中就有罗伯特·麦克·福特和约瑟夫·埃弗里特·

达顿[1]。

1901 年 5 月，在冈比亚河上驾驶蒸汽船的 42 岁的凯利船长，因为发烧和倦怠感而去找福特医生看病。一开始，福特根据其症状怀疑是疟疾，于是用奎宁进行治疗。然而，奎宁并没有见效，且其血液中也没有发现疟原虫，所以福特立刻意识到这些症状并非因为疟疾。福特在凯利的血液中发现了另一种奇怪的虫。虽然福特也曾怀疑这种虫可能与疾病有关，却并没有做更多的调查。

同年 12 月，来自新成立的利物浦热带医学院的年轻寄生虫学家达顿到达冈比亚调查疟疾。福特借此机会给了达顿一个显微镜样品。达顿虽然知道这种虫子是锥虫，但并不确定其是否与疾病有关。在那时，人们已经知道锥虫与牛的消耗性疾病有关，却没有锥虫与人类疾病相关的报告。1902 年，症状一直没有改善的凯利回到英国。回国后的凯利继续反复发烧，并于 1903 年 1 月 1 日去世。英国医学会报告了这起病例，于是凯利成了死于非洲昏睡病的欧洲第一人。

1907 年，现代细菌学之父、德国的罗伯特·科赫[2]在维多利亚

1　Joseph Everett Dutton（1874—1905），英国寄生虫学家。

2　Robert Koch（1843—1910），德国医生、细菌学家，世界病原细菌学的奠基人。

湖西北部的一个岛上调查昏睡病。在这里，科赫发现，之前一直用于治疗昏睡病的有机砷类药物阿托西耳会引发失明这种严重的副作用。科赫将此事告知保罗·埃尔利希[1]，并要求其去开发新药取代阿托西耳。此后，科学家们从阿托西耳中合成出许多化合物，其中一种是砷凡纳明，后被从日本来到埃尔利希研究室留学的秦佐八郎发现该药可有效地治疗梅毒。这是世界上第一种化疗药物。

帝国医疗与殖民地医学

对于进入非洲和亚洲的欧洲人而言，如何降低本国人民在热带地区的死亡率、保持健康，一直都是最重要的课题。为此，欧洲人必须控制当地的疾病。这种医疗与医学后来被称作一个体系，即"帝国医疗"与"殖民地医学"。

日本学者奥野克巳、胁村孝平、铃木晃仁等人认为，帝国医疗是"一种现代医疗，作为维护殖民统治并保证其存续的重要工具，由宗主国引入殖民地并予以实践"，而殖民地医学则是"征服者在殖民统治期间所积累的整个医学系统"。换言之，帝国医疗是一项

1　Paul Ehrlich（1854—1915），德国科学家，化学疗法的先驱。

旨在改善整个殖民地健康的医疗卫生事业，而殖民地医学，则是西方现代医学在殖民地体制中所积累并确立起来的医学体系。虽然角度不同，但两者指的都是殖民地时代的医学，因而常常并用。

以这种方式发展起来的帝国医疗与殖民地医学为欧洲国家提供了将殖民地主义正当化的论据。帝国医疗的首要目的是保护被送往殖民地的本国人民免受疾病侵害，同时也被用来保护当地百姓的健康并提高生产力。保护当地百姓健康的所谓人道主义又被用来反驳对殖民压迫政策的批评。而殖民地医学则为现代医学建立了良好的信誉。西方现代医学在帝国主义实践过程中发挥了重要作用，而现代医学可以战胜未开垦地的疾病这种信念也是将帝国统治正当化的重要工具。

现代医学从热带地区的医疗实践中获得了许多发现与见识。西方医学在热带地区遇到了诸多之前从未经历过的神秘疾病，如热带疟、非洲锥虫病、黄热病以及各种寄生虫病。通过探寻此类疾病的病因，明确感染途径和自然发展经过，解析病原体的生命周期，开发治疗和预防方法，殖民医学为现代医学的发展做出了巨大贡献。这是西方现代医学作为一种科学体系，压倒其他医学体系的理由之一。

诺贝尔奖与殖民地医学

从早期诺贝尔生理学或医学奖的获奖者及其获奖原因可以发现,西方的现代医学从热带地区的医疗实践中获得了诸多发现与见识(表4-2)。

表4-2 诺贝尔生理学或医学奖(1901—1930)(来源:理科年表)

年度	获奖者姓名(国家)	获奖理由
1901	埃米尔·阿道夫·冯·贝林(德国)	对血清疗法的研究,特别是治疗白喉的应用方面的贡献
1902	罗纳德·罗斯(英国)	对疟疾的研究,明确了疟疾如何进入生物体并确立了治疗方法
1903	尼尔斯·吕贝里·芬森(丹麦)	用集中的光辐射治疗疾病,特别是发现了寻常狼疮的治疗方法
1904	伊万·巴甫洛夫(苏联)	对消化系统的生理学研究
1905	罗伯特·科赫(德国)	对结核病的研究
1906	卡米洛·高尔基(意大利)圣地亚哥·拉蒙-卡哈尔(西班牙)	对神经系统结构的研究
1907	夏尔·路易·阿方斯·拉韦朗(法国)	对原生动物在致病中的作用的研究
1908	伊拉·伊里奇·梅契尼科夫(苏联)	对免疫学的研究

续　表

年度	获奖者姓名（国家）	获奖理由
1909	埃米尔·特奥多尔·科赫尔（瑞士）	对甲状腺的生理学、病理学和外科学的研究
1910	阿尔布雷希特·科赛尔（德国）	对包括细胞核内物质在内的蛋白质的研究
1911	阿尔瓦·古尔斯特兰德（瑞典）	对眼球屈光学的研究
1912	亚历克西·卡雷尔（法国）	对血管缝合与血管、器官移植的研究
1913	夏尔·罗贝尔·里歇（法国）	对过敏反应的研究
1914	罗伯特·巴拉尼（奥地利）	对前庭器官的生理学和病理学研究
1919	朱尔·博尔代（比利时）	免疫性方面的发现
1920	奥古斯特·克罗（丹麦）阿奇博尔德·希尔（英国）	发现毛细血管运动的调节机理
1922	奥托·迈尔霍夫（德国）	发现肌肉中氧的消耗与乳酸代谢的关系
1923	弗雷德里克·格兰特·班廷（加拿大）	发现胰岛素
1924	威廉·埃因托芬（荷兰）	发明心电图装置
1926	约翰尼斯·菲比格（丹麦）	发现鼠癌

续　表

年度	获奖者姓名（国家）	获奖理由
1927	朱利叶斯·瓦格纳－尧雷格（奥地利）	发现在治疗麻痹性痴呆过程中疟疾接种疗法的治疗价值
1928	查尔斯·尼柯尔（法国）	对斑疹伤寒的研究
1929	克里斯蒂安·艾克曼（荷兰）弗雷德里克·霍普金斯（英国）	发现抗神经炎的维生素发现刺激生长的维生素
1930	卡尔·兰德施泰纳（奥地利）	发现人类的血型
1951	马克斯·泰累尔（南非）	发现黄热病及其治疗方法

我们来看一下获奖者们的具体获奖理由——1902 年，罗纳德·罗斯，因其对疟原虫生命周期的研究；1905 年，罗伯特·科赫，因其对结核病的研究；1907 年，夏尔·路易·阿方斯·拉韦朗，因为发现了疟原虫；1927 年，朱利叶斯·瓦格纳－尧雷格，因为发现了在治疗麻痹性痴呆过程中疟疾接种疗法的治疗价值；1928 年，查尔斯·尼柯尔，因为其对斑疹伤寒的研究；1929 年，克里斯蒂安·艾克曼，因为发现了维生素，即造成脚气的原因（脚气是一种因为缺乏维生素 B1 而引起的末梢神经损伤与心力衰竭的疾病）；第二次世界大战后，南非的微生物学者马克斯·泰累尔因其

1927 年研制出黄热病疫苗的功绩，而获得了 1951 年的诺贝尔生理学或医学奖。

　　进行这些研究的舞台都是当时的殖民地。获奖者中，很多人都曾是军医或驻扎在海外的殖民地医务官。

　　1880 年，驻扎在阿尔及利亚的法国军医拉韦朗从一名患者的血液中发现了疟原虫。1897 年，驻扎在印度塞康德拉巴德的英国军医罗纳德·罗斯在蚊子的胃中发现了疟原虫，阐明了蚊子与原虫的生命周期。罗斯的这项研究大量参考了他的老师帕特里克·曼森爵士[1]的先行研究。

　　曼森是一位来自苏格兰的医生，在中国东南沿海城市厦门担任关税局医务官时，诊断过大量皮肤或皮下结缔组织增生，使皮肤变得像象皮一样的象皮病患者，他发现象皮病是由一种"细线一样的虫子（微丝蚴）"所引起的，而这种像细线一样的虫子则是由蚊子进行传播。这一年是 1877 年，比罗斯的发现早了 20 年。丝虫病，是第一种被发现由昆虫作为媒介进行传播的疾病。不过，关于传播链，曼森认为是吸了含有微丝蚴的血的蚊子死在水中后，微丝

1　Patrick Manson（1844—1922），苏格兰内科医生，被称为热带医学之父，外号"蚊子"曼森。

蚴被释放到水中，再被人类饮用才导致了感染。

拼图的最后一块，在 1900 年，终于被澳大利亚的寄生虫学家托马斯·雷恩·班克罗夫特找到——他发现被蚊子叮咬后就会感染微丝蚴。

上述内容可概括如下。来自苏格兰、法国和英国的医生分别在中国、阿尔及利亚和印度任职时，发现了某种昆虫是疟疾的媒介，以及疟疾的原因在于原虫，这种原虫会因为蚊子的叮咬吸血而传染给人类。有关研究者中的两人获得了诺贝尔奖。

另外，1928 年获奖的尼柯尔对斑疹伤寒的研究是在当时法国殖民地突尼斯进行的；1929 年获奖的荷兰人艾克曼对脚气的研究，是在荷兰统治时代的巴达维亚（今印度尼西亚首都雅加达）完成的。

1894 年，香港

1894 年发生在香港的鼠疫，以及因此建立起来的国际防疫体系，是帝国医疗、殖民地医学与近代以后发展起来的西方医学相结合的事例之一。

根据麦克尼尔的《瘟疫与人》中的记录，这场疫情开始于

1855 年发生在云南的一次军事叛乱。被派去镇压叛乱的政府军染上了在当地属于地方病的鼠疫，撤离后，把鼠疫带到了中国各地；1894 年，蔓延到了广州和香港。

作者通过熟人得到了云南大学历史学家周琼教授的证实：这场鼠疫在十九世纪中期在云南流行，而在云南省爆发大规模的叛乱发生在 1855 年。

1894 年 5 月的香港，人口密集的太平山地区发生了鼠疫流行，仅当月就造成了 450 人死亡。国际港口城市的瘟疫流行震惊了西方社会。过去已经反反复复流行了几个世纪、对社会造成巨大的破坏的鼠疫，即使在这个时候，也给欧洲人的精神世界蒙上了厚重的阴影。

一个国际调查团被组建起来并派往了现场。其中有一个日本人和一个瑞士出生的法国人。名字分别是北里柴三郎和亚历山大·耶尔森[1]。前者是科赫的学生，后者是法国细菌学家巴斯德[2]的拥趸。代表时代的两名细菌学家的学生，同时展开了对致病菌的探索。

1　Alexandre Yersin（1863—1943），法国医生和细菌学家。

2　Louis Pasteur（1822—1895），法国微生物学家、化学家。

北里到达香港后，没过多久就发现了鼠疫的病原菌，并将其成果《鼠疫菌（预报）》发表在 1894 年 8 月的英国医学杂志《柳叶刀》上。耶尔森也报告了他对鼠疫菌的发现。两者的差异在于鼠疫菌是否会通过革兰氏染色法呈阳性。革兰氏染色是丹麦细菌学家汉斯·革兰发明的一种染色方法，按染色将细菌大致分为两类。染色后呈紫色的是革兰氏阳性菌，不呈紫色而呈红色的为革兰氏阴性菌。染色性主要由细胞壁中所含脂质的量来决定。如脂质含量低，染色呈革兰氏阳性，如脂质含量高，则为革兰氏阴性。一般而言，革兰氏阴性菌致病力强，革兰氏阳性菌则较弱。记录中，北里发现的菌为革兰氏阳性菌，而耶尔森发现的细菌却是革兰氏阴性菌。从结果来看，耶尔森的报告是正确的。

然而，北里和耶尔森都没能阐明鼠疫的感染途径。解开拼图上最后一个谜团的是在台湾进行研究的日本学者绪方正规和在孟买的法国科学家保罗-路易·西蒙。1897 年，绪方和西蒙发现鼠疫的传播媒介是跳蚤。

国际防疫体制的确立和传染病对策的政治化

当时，鼠疫对西方社会的威胁触发了国际合作体制。目的是保护居住在香港的欧洲人，防止鼠疫从国际港口城市香港进入西方社会。

根据 1842 年鸦片战争后签订的《南京条约》，香港被转让给了英国，在短短几十年的时间里，香港就从一个未开发的渔村一下子成了东亚的主要贸易港口。在签订条约时，香港人口只有 8 000左右，而到了 1856 年已增长为 125 000 人（其中包括了 2 000 名欧美人）。若鼠疫在香港流行，对西方社会而言，着实会是一种威胁。

于是，在香港的国际合作取得了成功。由于检疫隔离的有效运作，阻止了鼠疫传播到欧洲和美国。然而在香港，之后的 30 年间却持续出现鼠疫疫情，成了一个社会问题。

在 1911 年和 1921 年，中国东北发生了大规模的肺鼠疫疫情。当时，一个国际调查小组迅速组织了起来。其背后除了参考在香港的成功经验，还有复杂的国际政治博弈。俄国和日本在收到肺鼠疫疫情的信息后，企图以整治疫情为由进入中国东北。而担心这一动向的清朝政府于 1911 年在奉天（今沈阳）召开了国际鼠疫大会，除日本和俄国外，还邀请了英国、法国、德国、意大利、荷兰、奥地利、美国和墨西哥等，阻止了日本和俄国的干预。之后，国际调查团得以迅速组建起来，清朝政府的意图成功实现。

香港的鼠疫疫情告诉我们两个教训：

首先，欧美社会在此之前通过殖民统治积累的医学经验得到了充分的发挥。如果没有国际合作下的检疫机制，这次鼠疫很可能会成为全世界规模的大灾难。

第二，传染病及其对策出现在了现代国际政治舞台上。这样的事例现在也有，比如重症急性呼吸器症候群（SARS）和新型流感都是近年来的实例，还有关于已经灭绝的天花病毒的保管问题，也是国际社会权力政治在发挥作用。

帝国主义带来的疫情

如果说针对鼠疫流行确立起国际防疫体制是这一时期帝国医疗与殖民地医学的功绩，那么1918—1919年的流感大暴发也许就是帝国主义给传染病疫情带来的巨大负面遗产。

从第一次世界大战结束的1918年到1919年间流行的西班牙流感造成的损失，有的说是全球死亡人数5 000万，也有说1亿的。受灾最严重的地区和国家是非洲和印度（表4-3）。

表4-3　西班牙流感（1918—1919年）造成的推测死亡人数
（根据 Johnson 与 Mueller［2002年］改编）

地　　区	人　　数
全世界	4 880万～1亿
亚洲	2 600万～3 600万
印度	1 850万
中国	400万～950万
欧洲	230万
非洲	238万
西半球	154万
美国	68万
日本	39万

　　据推测，撒哈拉以南的非洲地区约有238万人受灾，相当于当时非洲人口的百分之二。如此多的人口在1～2年的短时间内全部死亡，对非洲大陆的人口学而言就是一场噩梦。

　　导致这场疫情的主要原因，就是殖民时代被带入非洲大陆的交通系统（沿着海岸连接港口与港口的船舶、连接海岸与内陆地区的铁路和公路、行驶于河流上的船舶），以及在第一次世界大战期间，被纳入战时体制的军队和劳动者的移动。

　　1914 年爆发的第一次世界大战，一开始只局限于欧洲战场，但没过多久就通过欧洲列强所控制的殖民地波及全世界。撒哈拉以南的非洲也不例外。战争开始后的第二年，1915 年，英法联军占领了德国在西非的殖民地多哥。同年，南非军队也占领了德属西南非洲。1916 年，喀麦隆被占领；1918 年，德属东非也被英国和南非联军所占领。这些战争的主力是当地的殖民地军队，非洲人参与了战争。在此过程中，食物和劳动力都被强制性地进行了转移。非洲各地发生了前所未有的大规模的人口移动。就在这时，西班牙流感突然现身。

发生在殖民地的西班牙流感

　　在撒哈拉以南非洲暴发的西班牙流感疫情始于西非塞拉利昂的首都弗里敦。当时的弗里敦作为煤炭的补给基地，是连接欧洲和非洲的重要港口。

　　1918 年 8 月 1 日，一艘来自欧洲的军舰出现在了弗里敦港，舰上有约 200 名患者，并使用当地劳动者装运煤炭。10 天后，2 名当地人死于肺炎，很多人开始受到流感症状的折磨。

　　疫情通过船舶，从非洲大陆沿岸的一个港口传播到另一个港口，并沿着为运送铜、金和木材等自然资源而修建好的铁路与河流进一步从港口蔓延到内陆（图 4-2）。

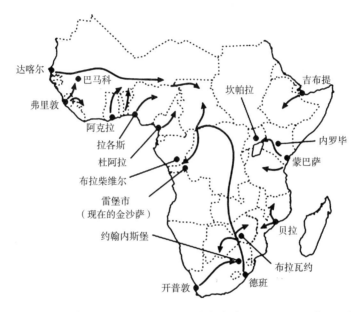

图 4-2　1918 年非洲大陆上的西班牙流感疫情（来源：Patterson 与 Pyle）

例如在西非，到达塞内加尔首都达喀尔的流感，从法属西非沿塞内加尔河向上蔓延到内陆的稀树草原地区。在内陆地区扩散开的流感，沿着巴马科（马里共和国首都）铁路蔓延到马里全国的同时，又从马里进入尼日尔河，顺着尼日尔河从上游到下游，来到尼日尔和尼日利亚，再沿着沃尔特河从上游到下游，蔓延到加纳。另一方面，沿海的疫情也从弗里敦向东蔓延至加纳和多哥。

始于弗里敦的西班牙流感疫情在几个月内按逆时针方向在西非绕了一圈，并与沿着海岸蔓延开的疫情一起汇聚到了加纳首都阿克拉和尼日利亚。

在南非，流感也沿铁路和河流肆意蔓延。1918 年 9 月到达南非开普敦的流感在 10 月初席卷了南罗德西亚（今津巴布韦）的第二大城市布拉瓦约；在 10 月下旬来到北罗德西亚（今赞比亚）、法属刚果（今刚果共和国）；在 11 月袭击了比属刚果（今刚果民主共和国）。流感，从开普敦沿着用于开采、输出钻石和黄金的铁路一路北上到达罗德西亚，最终从刚果河经由布拉柴维尔（刚果共和国首都）、利奥波德维尔（今金沙萨，刚果民主共和国首都）穿越大西洋。

流感，并没有通过海岸传播，而是通过从弗里敦驶出的铁路扩散到距离大西洋仅 200 千米、位于内陆地区入口处的金沙萨和布拉柴维尔。由此可见铁路对流感大流行的影响程度。而铁路正是殖民统治的重要支柱。

西班牙流感也对印度造成了破坏，有多达 2 000 万人死亡。雪上加霜的还有大饥荒。印度饥荒导致的营养不良削弱了人们对流感的抵抗力，流感造成了劳动力的大幅减少。粮食产量下降至先前的五分之一，食品价格暴涨数倍。尽管如此，作为重要战时供应品的粮食，还是被出口送往战争中的英国，加剧了恶性循环。

由此可见，第一次世界大战是一场殃及殖民地的全面战争。发生在非洲的列强间的代理战争为流感的扩大提供了土壤，而支撑殖民统治的铁路则成了运送流感的工具。让疫情灾害变得不断恶化的，正是列强对殖民地的掠夺。

进 化 医 学

如果西班牙流感出现在一战之外的时期，疫情的受灾情况会有怎样的变化呢？

首先，流行速度肯定比现实的要慢。前线士兵和物资的调动，战壕、军营等密集的生存环境，都为病原体的传播提供了良好的土壤。在现实的西班牙流感疫情中，很多地区第二波疫情的病死率高于第一波疫情，而第三波的病死率则有所下降。西班牙流感的流行速度与病毒毒性的关系，作为一个病原体进化的问题，十分耐人寻味。

有一个领域叫做进化医学。疾病通过自然选择的进化都有其本质性的原因。例如，发烧这一生理现象，是一种为了排除病原体而进化出的适应反应。因此，我们认为退烧这种医疗行为有时会延迟疾病的康复。又如，我们认为疟疾通常会朝着变得更加严重的方向发展。当疟疾患者累了，不能动弹时，更容易被蚊子叮咬。我们认为患者被蚊子咬得越多，繁殖疟原虫的机会就越大。按照这种观点，即使患者病情严重，只要使用蚊帐，就不会增加被蚊子吸血的机会，换言之，患者病情加重并不一定有助于疟原虫的繁殖，也可能使症状轻症化，令选择压发挥作用。

如果说宿主身体健康并四处活动有利于病原微生物的繁殖，那么病原微生物就会向轻症化的方向进化。比如通过飞沫传播的呼吸道感染症，患者越是健康、四处走动，感染的机会就越会增大，如此一来，流感病毒就长期而言，会朝轻症化方向发展，面临被淘汰的压力。在作为自然宿主的水鸟们之间，流感病毒通常不会致病。这也许就是不断面对这种选择压的结果。

另一方面，就短期而言，还可以有另一种想法。流感，流行速度越快，就越会选择毒性高的强毒株。在流行病暴发的环境下，即使病毒毒性强、病人病情加重，传染性强的病毒也有很高的繁殖机会。相反，毒性高的病毒在流行稳定的情况下，也许在短期内很难被选择。因为如果宿主在下一次感染发生之前死亡，传染链就会断开，病毒自身便会陷入生存的危机。

以1918年的西班牙流感为例，疫情初期正逢第一次世界大战，疫情发展与士兵和物资的调动、前线的战壕和密集的军营、在殖民地发生的当地士兵与居民间的战争都有关系，是那种异于平时的体制助长了流行的扩大。较快的流行速度，对毒性高的病毒而言，会作为一种选择压发挥作用，结果导致第二波的伤害高于第一波。但很快，随着疫情的发展，获得免疫力的人数比例增加，流行的速度便会放缓，这时毒性较小的病毒会被选中，于是，第三波的破坏性便因此变得轻微。总之，这是一种意味深长的思考实验。

2 "合上传染病教科书的时刻到来了"

尽管经历了许多悲剧，但在20世纪中叶至下半叶，我们人类对传染病曾抱有很大的幻想。

"我宣布，我们已经可以合上传染病的教科书战胜疫病了！"——时任美国公共卫生局局长的威廉·斯图尔特在1969年的美国国会公听会上如是说。当时，因为青霉素等抗生素的开发，人类成功地研制出了可以对抗折磨了众多儿童与家庭的脊髓灰质炎疫苗，且根除天花的计划也到了只差一步的阶段。

那是一个全世界都托梦于科学技术的时代。1961年，美国的肯尼迪总统发表并实施了阿波罗计划，于1969年7月2日实现了人类的首次登月。

社会疾病结构也在同一时期发生了重大转变。疾病结构，表示的是按死因分类的疾病占社会所有死亡人数的比例。人口构成、保健制度、医疗体制、社会经济结构等也都在与时俱进。近代以后，疾病结构从周产期疾病、结核等以传染病为主的阶段，向肥胖、高血压、糖尿病、癌症等非传染病为主的阶段转变。在西方社会，这种转变是在19世纪后半期逐渐开始的，直到20世纪中期，这一趋势变得明显起来。人们认为医学与公共卫生学的进步为减少传染病造成的死亡做出了贡献。对于未来压制传染病一事，人类开始做起玫瑰色的美梦。

青霉素的开发

青霉素的开发始于1929年亚历山大·弗莱明在一次培养实验中发现了青霉阻止了葡萄球菌的生长。在培养基中的青霉周围，葡萄球菌没有生长的领域形成一个同心圆。看到这一现象的弗莱明想到了青霉产生的物质或具有抗菌作用。他的这一假设，因为青霉的培养过滤液中被发现存在活性物质而得到证实。该活性物质取青霉的学名被命名为青霉素。弗莱明认识到这一发现的重要性后于1929年6月在《英国实验病理学杂志》上发表了一篇论文，但当时并未得到多少医学相关人士的反响。因为弗莱明当时并未成功提纯青霉素，于是这一发现没过多久就被人遗忘了。

在青霉素被发现10年后，1940年，阅读了弗莱明论文的霍华德·弗洛里和恩斯特·鲍里斯·柴恩重新发现了青霉素。两位科学家明确了青霉素的治疗作用和化学成分，为制剂研发铺平了道路。翌年，其有效性在临床上得到证实；1942年，青霉素得以被分离出并投入实际使用。结果是戏剧性的。青霉素在第二次世界大战期间挽救了众多伤兵。历史上，第二次世界大战是首次死于传染病的人数低于阵亡人数的战争。

自从青霉素投入使用以后，人们加速开发对各种细菌具有抑制作用的抗菌物质。因此，之前让人们极度恐惧的鼠疫、斑疹伤寒、伤寒和梅毒等传染病都变得可以治疗了。几个世纪以来，导致分娩后死亡的第一大原因产褥热（因分娩前后细菌感染引起的发热性疾病）也得以急剧减少。当然，青霉素等抗菌物质并非对所有传染病都有效，但当时的人们已然觉得玫瑰色的未来近在咫尺，而有这种想法其实并不奇怪。

10 美分运动

人类梦想着玫瑰色的未来，并不仅仅是因为青霉素的发现。一九四〇年代以来，人们取得了诸多医学方面的成就，其中之一是脊髓灰质炎疫苗的开发。

脊髓灰质炎，恐怕自古就已与人类相伴。在埃及第十八王朝（前16—前14世纪）的石碑上，可以看到一位神官模样的年轻男子拄着拐杖的模样，有着脊髓灰质炎患者特有的畸形短腿。就是这脊髓灰质炎，在20世纪上半叶开始在西方国家流行起来。大多数情况下，患者即使被感染，症状也较轻，但当病毒侵入中枢神经系统时，就会引起肌肉变性和麻痹，留下重度残疾。

1916—1917年，仅纽约就出现了9 000多名患者，其中2 000多人死亡，幸存者也都留有后遗症，有些人不得不靠拐杖度过余生。没人知道病因或治疗方法。当时的公共卫生当局效仿鼠疫流行时的措施，把出现患者的家庭隔离起来，并在门上贴出警示。

1921 年，一位 39 岁的民主党政治家患上了脊髓灰质炎。当时的他正在缅因州海岸附近的一个岛上度假，却在 8 月 10 日的晚上突然生病倒下。虽然他最终保住了性命，但其余生不得不与后遗症作斗争。这个人就是富兰克林·德拉诺·罗斯福。后来的研究表明，罗斯福得的可能是格林－巴利综合征，是一种急性、多发性、髓鞘性神经病。格林－巴利综合征主要是运动神经受到损伤，四肢无力，重症时会呼吸衰竭。

罗斯福从 1933 年直到 1945 年去世为止，担任过四届美国总统。他在克服了经济大萧条后，又参与领导了第二次世界大战。与此同时，他一直在寻找拯救脊髓灰质炎患者的方法。他的努力随着 1938 年美国国家脊髓灰质炎基金会的成立而得到了回报。该基金会的目的是"推进与导致人类丧命、致残的脊髓灰质炎的斗争"。同年，罗斯福为了与脊髓灰质炎的斗争，用广播呼吁所有美国人捐 10 美分给白宫，这笔捐款很快超过了 100 万美元。该基金用于支持患有后遗症的人们、资助相关研究以及提高人们对抗这种疾病意识的各类活动。这场社会运动被称为"10 美分运动"。然而，脊髓灰质炎的流行并没有得到遏止，该病的流行反复发生。虽然抗生素对细菌感染发挥了奇效，但对脊髓灰质炎，人们却没有预防或治疗的方法。1952 年，脊髓灰质炎再次袭击美国。全美有近 6 万人发病，3 000 人死亡，2 万多人留下了残疾。

脊髓灰质炎疫苗

拯救这场灾难的正是疫苗。1954 年，乔纳斯·索尔克[1]开发的灭活脊髓灰质炎疫苗开始了大规模的野外试验。灭活疫苗是通过灭活细菌和病毒以消除毒性并提取免疫所必需的物质而制成的疫苗。因为该疫苗进入人体后不会繁殖，所以安全性极高，但缺点是免疫的持续时间较短。灭活疫苗通常需要多次接种。

除了灭活疫苗，还有减毒活疫苗。减毒活疫苗是用减弱毒性的细菌或病毒制成的疫苗。与灭活疫苗相比，一般可获得较强的免疫力，且免疫持续时间也长，但由于使用的是活的病原体，因此必须抑制感染引起的副作用。

超过 40 万名儿童接种了灭活疫苗，证实了其安全性和有效性。当时，美国举国庆祝了这场胜利。时任美国总统的艾森豪威尔宣布将在全球范围内提供灭活疫苗。

1　Jonas Edward Salk（1914—1995），美国实验医学家、病毒学家。

20 世纪 50 年代后半叶，阿尔伯特·沙宾[1] 研发了减毒活疫苗。由此，世界标准的疫苗得以确立。

"10 美分运动"所筹集的资金为脊髓灰质炎疫苗的研制做出了重大贡献。到 1962 年为止，捐款已超过 6 亿美元。通过大规模群众运动来推动疫苗的研制，由此战胜脊髓灰质炎的成功经验，给此后美国社会的医疗、医学思维方式都产生了重大的影响。即使在今天，疫苗仍是美国应对流感的主要方式。自 20 世纪 60 年代中期以后美国在天花根除计划上所作出的努力，也大多基于脊髓灰质炎疫苗的成功先例。

脊髓灰质炎之谜

脊髓灰质炎对人类而言是一种古老的疾病。然而，该病在西方国家的大规模流行却是在 20 世纪之后才首次出现的。经济在发展、卫生状况在改善的同时，却暴发了大规模的脊髓灰质炎流行，这个在公共卫生学上的矛盾至今还是一个谜。但我想来挑战一下。

首先，试想一下如果在 20 世纪之前，卫生条件相对较差的社

1　Albert Sabin（1906—1993），美国医学家。

会中出现脊髓灰质炎流行会怎样。毫无疑问，疫情一定会蔓延开来。脊髓灰质炎多由于肠道病毒的脊髓灰质炎病毒所引起。病毒在肠道内繁殖并从粪便中排出，排出的病毒经手口感染。这种感染方式称为粪口传播，卫生条件差的地方容易流行。

另外，在传染病中，流行强度与平均感染年龄成反比。流行强度越高，平均感染年龄就越低，反之，强度越低，平均感染年龄就越高。这一点在本书序的"儿童传染病"一节中已经有所提及（还可参考卷末附录）。换言之，在20世纪以前，在卫生条件相对糟糕的社会中，受感染的平均年龄较低，而在20世纪以后，随着卫生条件得到改善，脊髓灰质炎的平均感染年龄却可能上升了。20世纪以后，西方社会的脊髓灰质炎主要感染人群是儿童，但在20世纪以前，感染人群更多是婴幼儿。

如果大多数感染发生在拥有来自母亲抗体的、出生后的前六个月内，或者在从母乳中得到防御抗体的哺乳期，那么，有可能来自母亲的抗体并不能完全预防感染，或可以降低感染强度，结果就预防了脊髓灰质炎的特征性麻痹。

脊髓灰质炎在感染后1～2周内会出现发烧、倦怠感、呕吐、腹泻等初期症状。这些症状会持续数天，当烧退后，四肢会出现弛缓性麻痹；严重时，会出现横膈膜麻痹，导致呼吸衰竭，但重症病例较少，大部分只会出现感冒一样的症状，然后痊愈。这被称为隐性感染，每1000名感染者中只有1人会因脊髓灰质炎病毒感染而留下后遗症。

另一方面，卫生条件的改善可让传染病的流行变得缓和，并减少出生后立即接触病毒的机会。也许是因为平均感染年龄的上升导致了脊髓灰质炎病例数的增加。这样看来，围绕脊髓灰质炎的谜团在流行病学层面就不再矛盾，而是顺应逻辑的。

天花根除计划

1958年人类启动了天花根除计划。该计划在WHO（世界卫生组织）的最高决策机构大会上获得批准后正式开始。当时，天花已在40多个国家流行，是世界上最大规模的传染病之一，每年有超过1000万人被感染，约200万人死于该病。

根除计划是由苏联代表提出的。许多国家表示理解该提案的目的，但对其能否真正实现提出了质疑。事实上，虽然启动了根除计划，但进展并不理想。

1965年美国总统的声明成为了转折点。时任美国总统的林登·约翰逊发表声明，表示大力支持推动该计划。为期10年的根除天花计划得到世卫组织的承认，终于在全世界开展起来。

当时世界正处于冷战中期。1957年10月4日，苏联发射了人造卫星"斯普特尼克1号"，震惊了一直认为自己在科技和太空竞争方面压倒所有国家的美国，也震惊了其他西方国家。斯普特尼克危机的影响是立竿见影的，此后，美苏两国在人造卫星和宇宙开发方面展开了激烈的竞争。天花根除计划是在这样的政治背景下的美苏共同事业。有很多人将这个计划评价为当时具有划时代意义的事件。但当谈到该计划本身的妥当性时，就连专家们也多持怀疑态度。大多数发展中国家都支持该计划，但很多发达国家却表示反对。天花根除计划，以微弱的2票优势得到了通过。

以微弱得票优势获得通过的计划，正如许多专家所预料的那样，面临着技术、社会和文化的障碍。而与此同时，那些在第一线发现患者、为之进行疫苗接种的人们，则各自深入丛林、沙漠、高地或饱受内战创伤的国家，为实现这一计划而努力工作。尽管时处冷战，然而由美苏两大国联合提案，并获得批准的该计划得到了最大程度的落实。

技术问题逐步得到了解决。天花根除计划的一个重要的技术成就点是分叉针和冻干疫苗的研发。分叉针是一种针头分叉的注射针，当针头浸入疫苗溶液时，由于表面张力，分叉间可以确保所需量的溶液。这种针头可使要接种的疫苗量变得恒定，从而使人获得稳定的免疫。冻干疫苗是通过冷冻和干燥疫苗而使常温保存和运输变成可能，之前必需的"冷藏链"从此变得不再必要。这些技术的开发使人们即使在不通电的炎热的热带地区也可以接种该疫苗。

天花在 1972 年从南美洲根除。同年在印度尼西亚、次年在阿富汗、1974 年在巴基斯坦、1975 年在印度被根除。天花很快在亚洲消失。只剩非洲了。

非洲的天花

非洲在美国的协助下开始天花根除计划，最初始于 1966 年的西非和中非。西非和中非的天花控制进展顺利。受其影响，其他非洲国家也开始努力应对天花。该计划在扎伊尔、坦桑尼亚和赞比亚，一个又一个地付诸实现。这些成功让曾经对计划表示怀疑的人们改变了想法。越来越多的国家提出参与该计划。

然而，对于整个非洲大陆来说，根除之路才走到一半。埃塞俄比亚、索马里、吉布提和肯尼亚的一部分被称为"非洲之角"，沙漠、高山、密林交杂，地形复杂，生活贫困，游击队活动频繁，政治稳定性极差。天花在这些地区继续流行。天花根除计划总部将这一地区作为最后的前线，发起了总攻。

到达奇格罗尔村

时任天花根除总部第二任部长的蚁田功，作为美国维和部队的一员，留下了以下记录。

　　周四，我们三人开着路虎，离开甘贝拉前往吉罗。从那里必须过河。但因为水位太高，汽车无法通过。我们商量了三天，犹豫了很久，最终决定朝着苏丹边境，步行200公里。但回来时该怎么办？（略）当时，正好有架载着传教士的飞机降落在吉罗。我去求飞行员帮助。"我们即将步行去苏丹边境附近的奇格罗尔村。两周后，你能去那边载我们回来吗？""应该可以吧，但如果5月1日早8点我没在那里，那就是不行了。"（略）下午三点，拿着指南针，我们开始向西步行。（略）这是一次漫长的徒步旅行，天气炎热。我们一天又一天不停地走在这地球上文明落后的土地上。但是清凉闪光的早晨、吉罗河的涟漪，还有干净平和的当地人民都给我们以慰藉。（略）开始步行后的第 11 天晚上，我们终于到达了奇格罗尔。次日早晨 7 点半开始，我们就一刻不停地向前走。队伍中有一人得了阿米巴痢疾，腹泻得很厉害，已经无法起床，变得越来越虚弱了。（略）我也开始腹泻。整整两天，什么都不能吃，一小片肉都直接和血便一起拉了出来。奇怪的是，这次腹泻是从 5 月 1 日上午 9 点开始的，当时距离我和飞行员约好的时间已经过了一个小时，我们绝望地感到飞行员不会来了。（略）没有飞机的跑道上停着一架 DC3 飞机的残骸。我们躺在边上，等待着那架不会来的飞机。当地警方紧急联系了甘贝拉方面，说我们的健康状况非常不好。5 月 3 日早上，我们突然听到了引擎的轰鸣声。飞机来了。我们从床上跳了起来，跑到机场。飞机两次飞过村子上方，结果却飞走了。我们的心情变得越发沉重。等啊等，终于，我们又听到了引擎声，然后飞机降落了。上了飞机后，我们离开了奇格罗尔村。大河，向着苏丹国境奔流而去。

（蚁田功《天花从地球上消失的那一天》）

从高处到高处

不仅是美国人，日本年轻人也参与了这个地区的天花根除计划。作为埃塞俄比亚天花根除计划项目监察员，长崎大学热带医学研究所的木村荣作也对当时的情况做了如下记录。

　　我作为国际合作事业团的派遣专家参加了埃塞俄比亚的天花根除计划。该计划于 1971 年在世界卫生组织的支持下开始实施，当时，由于一次性报告了大量的潜在患者，埃塞俄比亚的天花患者占了全世界的一半以上，非常醒目。我从 1973 年秋到 1975 年春，在这个计划的最后阶段，作为自由雇佣的劳动力，与日本海外青年协力队、美国维和部队一起，在偏远的深山地区，进行天花调查和疫苗接种等工作。

　　埃塞俄比亚的地形，是海拔 2 000 米到 3 000 米的台地，被雨水严重侵蚀，大多为桌状高原。这些高原到处都是绝壁，让人联想起美国的大峡谷。人们为了追求高原上的舒适气候，同时为了躲避疟疾等热带疾病，都在高处建村，想要前往邻村，就得向下千米走到谷底，再向上爬同样的高度，如此不便，当地人却如家常便事。（略）

6月16日，我们让驴子驮着行李，跟着向导和翻译从阿达鲁凯出发。（略）夹带冰雹的狂风和雷电非常恐怖。我们只能等到雨季结束再工作。这是最后一次出行了。

我们的工作是追踪天花的感染源，所以没有所谓的预定行程。都是到达当地，边收集信息边决定第二天的行动。（略）所有食物均在当地筹集。（略）有时完全弄不到吃的。带着疲劳，空着肚子走在山路上时，我常常会有放弃这种工作的念头。（略）

6月18日，（略）我们抵达了名叫拉莫的部落，发现了大量天花患者，其中一名年轻女性已经单眼失明，另一只眼睛也危险了。调查她的家族后，我们找出了感染源。大约10天前，有个患有天花的旅者曾住在她家，那人是一名来自赛门腹地的僧人。

（热带医学研究所同门会杂志，1977年）

正因为年轻，有时候会有些一本正经，但这确实是一份没有热情就没法从事的工作。"人们为了追求高原上的舒适气候，同时为了躲避疟疾等热带疾病，都在高处建村，想要前往邻村，就得向下千米走到谷底，再向上爬同样的高度，如此不便，当地人却如家常便事。"这段描述非常有趣。埃塞俄比亚人为了对疟疾进行文化性的适应而选择高地居住，但同时也将村与村隔离了开来。这为该地区的社会形成与发展带来了什么？在同一份记录中，"没有食物""寒冷""筋疲力尽"等表述反复出现。后来木村因为染上血痢，回到大本营的时候只剩下半条命。

最后的患者

通过这些努力，天花在"非洲之角"也被逼上了绝路。最终，在索马里南部的一个港口城市发病的阿里·马奥·马阿林成了地球上最后一名自然发生的天花患者。发病时间为 1977 年 10 月 26 日。

人类从开始农耕起约 11 000 年后，也就是从拥有最早天花痕迹的公元前 12 世纪拉美西斯五世算起，直到 3 000 年后，天花终于从地球上消失了。1979 年，经过两年的观察期后，世卫组织正式宣布天花已从地球上根绝。在那个瞬间，许多人相信人类将在未来战胜传染病。

1978 年，当人们以为天花已在全球范围内根除时，英国伯明翰出现了一名患者。受到感染的是一名在存有天花病毒的实验室楼上工作的年轻女性检验技师。感染者死亡，并将病毒传给了她的母亲，但她的母亲得救了。病毒从实验室泄漏，实验室的负责人在隔离期间负罪自杀。自那以后，没再出现过任何患者。

这次事故之后，人们提出了一个国际病毒管理体制。在西方由美国、在东方由苏联对病毒进行保管和管理。目前两份天花病毒分别被保管在位于美国佐治亚州亚特兰大的研究所和位于俄罗斯联邦新西伯利亚州科利佐沃研究所的液氮中。关于是继续保管还是废弃，争论仍在持续。

专栏 3　野口英世与井户泰

据说日本细菌学家、生物学家野口英世在南美厄瓜多尔发现了黄热病的病原体，并确立了其治疗方法。野口报告说自己在美期间，曾四次远赴南美，从黄热病患者的血液中发现了病原体。但据后来的考证，他所发现的病原体是威尔病（黄疸出血性钩端螺旋体病）的致病菌。

威尔病以老鼠等野生动物为自然宿主，会传染给几乎所有的哺乳动物。病菌在肾小管中繁殖，通过排泄物，从受污染的水和土壤中经口、经皮肤传播。据报道在日本直到 20 世纪 70 年代初，每年都有约 50 人死于该病。患者会出现恶寒、发热、头痛、全身倦怠、眼球结膜充血、肌肉酸痛和腰痛等急性发热性疾病的症状；重症时，会出现黄疸、出血、肝肾受损，甚至伴有全身出血。

1914 年日本九州帝国大学内科教授稻田龙吉和井户泰发现了威尔病的病原体。稻田与井户因此被提名诺贝尔奖。

1918 年，在美国港口迎接井户的是 41 岁的野口。那一年井户 36 岁。同年，井户接班稻田，成为九州帝国大学的内科教授，但在出差去参加学会的途中，染病倒下，37 岁便英年早逝。据说病因正是当时席卷全世界的西班牙流感。

在非洲参与黄热病研究的威尔·斯托克斯宣布，黄热病是一种由"滤过性病原体（病毒）"引起的传染病。1926 年，因研制黄热病疫苗而在后来获得诺贝尔奖的泰累尔宣布，野口所确定的钩端螺旋体并非黄热病的病因。逐渐走投无路的野口为证明自己的正确性，于 1927 年 11 月前往非洲。来到加纳首都阿克拉后，他开始着手研究黄热病。然而半年后，他却感染了黄热病，并于次年 5 月 21 日在阿克拉去世，享年 51 岁。

我曾有幸参观过位于阿克拉的克莱布医院中野口研究室的遗址。研究室仍保留着当年的模样。

第五章
"开发"与传染病

当发达国家的人们开始做起玫瑰色的美梦，认为人类可以控制住传染病时，在地球的另一端，人类以"开发"为名改变环境的过程中，传染病又开始悄然流行起来。

开 发 原 病

自工业革命以来，特别是 20 世纪以来，人类以"开发"为名对自然界进行的干预，与之前相比，在规模、速度和复杂性方面都变得不可同日而语。而且因其规模、速度、复杂性而引起的变化往往是不可预测、超出预计的。这种开发所造成的疾病被称为"开发原病"。

大坝的建设与血吸虫病

在尼罗河下游，埃及血吸虫病自古流行。血吸虫在人体膀胱和肠道周围的静脉中产卵。产卵的寄生虫卵通过尿液和粪便排出体外，被排出体外的虫卵在中间宿主螺体内发育成幼虫。当这种幼虫在水中遇到人类时，会通过皮肤感染并将其输送到膀胱或肠道周围和静脉中去。主要症状是尿频和血尿，慢性感染时也会导致膀胱癌。

这种血吸虫病通过埃及阿斯旺水坝的建设，以及由此产生的巨大人工湖纳赛尔湖而蔓延到尼罗河上游地区。水坝建成前，流域内居民感染率是5%～20%，而在水坝建成3年后则上升到55%～85%。因为建造水坝会出现人工湖，从而创造出水流平缓的水域，而这样的水域恰恰是中间宿主螺的栖息地。

如此大规模的水坝建设，涉及到数万人规模的居民迁徙。这样的环境变化会导致新的不适应。而不适应，通常会以疾病的形式在社会中表现出来。没有补偿或社会保障的强制性迁徙会造成贫困，贫困会让少女选择卖淫，结果就会扩大艾滋病和结核病的流行，这是在海地建设大坝时真实发生的情况。

开发与河盲症

盘尾丝虫病的传播媒介是蚋。当生长在水边的蚋叮了人，丝状虫旋盘尾丝虫的幼虫（微丝蚴）就会进入人体内。幼虫变为成虫后，进而产卵。虫卵孵化后变成幼虫，幼虫在人体组织内移行，有时会侵蚀视神经。结果导致感染者失明，因而也被称为"河盲症"，是西非地区百姓失明的首要原因。

河盲症会因为水坝的建设而流行。因此人们被迫舍弃水边，搬至高处生活。因为河盲症的症状确实非常严重。

河盲症的症状特征是视力障碍和疼痛性瘙痒。据说有人痒到用刀或石块弄伤自己，甚至想自杀。每一只成虫每天产卵 1 000 多个。重症患者每天体内会繁殖出超过 10 万只幼虫。瘙痒，是人体对这些幼虫产生的炎症反应。

人们直到 20 世纪 40 年代才弄清楚西非地区视觉障碍与蚋、丝状虫旋盘尾丝虫之间的关系。然而，由于长期没有采取对策，此后的河盲症继续流行。1970 年，终于有了根除河盲症的措施。

劳动与结核病

20 世纪初南非的采矿业发展需要大量的劳动力。在金伯利和威特沃特斯兰德开采钻石和金矿的地区，曾经只是游牧民族居住的土地，却出现了具有数十万人规模的矿业城市。然而，这些矿业城市的环境都很糟糕，劳动者被迫在狭小的空间、密集的人口、营养不良的环境中长时间地工作，结果导致结核病蔓延开来。矿工们一个接一个地死于结核病。因为患有结核而无法工作的人被遣返回老家，而这些人又在其家乡造成了结核病的流行。同样的情况在明治时代的日本丝绸厂也曾出现过，都是伴随着开发的榨取型劳动造成结核病流行的实例。

开发与疟疾既旧又新的关系

在撒哈拉以南的非洲，传播疟疾的媒介是按蚊。按蚊有两种类型：冈比亚按蚊和不吉按蚊。不吉按蚊喜欢热带雨林的水坑之类的阴凉处，而冈比亚按蚊则喜欢阳光充足的地方。

非洲农耕的开始与森林的采伐，为冈比亚按蚊提供了理想的生长环境。距今约 2 000 年前，班图人将农耕带到了撒哈拉以南的非洲。班图人用他们精湛的技术砍伐森林，热带雨林的生态因而发生了巨大的变化，冈比亚按蚊的生息机会也因此急剧增加。另一方面，农耕的开始带来了定居和人口增长，也给了冈比亚按蚊吸血的机会。冈比亚按蚊的栖息地得以进一步扩大，数量也随之加大。

感染人类的疟疾原虫可分为四种，间日疟、四日疟、卵型疟和热带疟原虫。最严重的是由热带疟原虫引起的疟疾。如果不进行治疗，死亡率高达 25%。预后的差异可能反映了疟原虫与人类关系的长短。农耕的开始与热带雨林的采伐，缩小了之前宿主、哺乳动物的栖息地，并减少了其数量。也许就是这促成了热带疟原虫对人类的适应。

灌溉和农园的开发改变了作为媒介的按蚊的栖息地，结果导致疟疾的流行，实例有加勒比海岸的水稻种植与马来半岛橡胶园的开发。灌溉渠中阳光充足的水为按蚊提供了更好的生长环境。橡胶园的开发则是通过对周边森林的砍伐，让按蚊可以侵入人类的居住地。

但是针对这些实例，不同的地域可能会有不同的结果。美国疟疾研究者刘易斯·哈克特认为："关于疟疾的一切，都受当地环境的影响而发生变化。所以会产生上千种不同的病态与流行病学的谜团。"

橡胶园的开发与灌溉等工程，在阳光充沛的多蚊地区引发了疟疾的流行。疟疾不一定发生在喜欢阴凉的蚊子较多的地区。当然，在这些地区，还可能出现其他危害健康的事由。我们也尚未明确，开发带来的森林砍伐会给健康造成怎样的长期影响。

阻碍开发的疾病

法国修建巴拿马运河的尝试曾因黄热病而受挫，直到人们确定了黄热病的病因，成功防除作为传播媒介的蚊子之后，运河的修建才成为可能。人们用奎宁治疗疟疾的措施，让曾经难以耕种的热带地区变成了肥沃的农田。人们针对结核病采取的对策，帮助矿山的劳动者们改善了工作环境。

长期以来，疾病控制被认为是与发展相伴的必付代价。从上述案例中我们可以清楚地发现，疾病控制本身就是一项具有高成本效益比的开发计划中的一部分。将这一事实象征性表现出来的是世界银行发布的《1993世界发展报告》。这一年的报告中提出"对健康的投资"这一主题，评价对健康的投资如何促进发展，并表明对健康的投资本身可以成为发展的主题。这正是一种思维方式的转变。

但是，只要发展的目的是改变环境，那么无论是怎样的发展，流行病学的均衡都会受到某种干扰，导致社会的疾病结构发生或好或坏的变化。这也适用于以疾病控制或传染病为名的发展计划。疾病控制的成功可能伴随着"隐形的健康损失"。比如杀虫剂喷雾残留在屋内会造成森林疟疾的流行。

另一方面，在问题突显之前，人们无法得知很多长期的健康损失。例如天花根除计划也是一样，在现阶段，没人知道该计划的成功将如何影响包含病原体和宿主在内的生态系统，也不知道就长期而言这对人类的健康将造成何种影响。

适应的副产品——镰刀型细胞贫血症

　　热带疟原虫对人类的适应也带来了宿主人类的变化。热带疟疾在幼儿和孕妇两个群体中死亡率很高，同时也是造成流产或早产的一个原因。这是对获得疟疾抵抗性特质的自然的选择压力发挥了作用。其结果，就是在热带疟原虫流行的地区出现了镰刀型细胞贫血症。可以说，这是人类对重症度很高的热带疟疾的一种遗传性适应。

　　镰刀型细胞贫血症是通常呈面包状的红细胞变成镰刀状、并伴有贫血的一种疾病，由 11 号染色体上的血红蛋白遗传基因发生变异所造成（表 5-1）。属隐性遗传。两条染色体上都发生基因变异（纯合子）的个人，会出现严重的贫血，同时伴有溶血所造成的严重的并发症，如骨坏死、细微血管堵塞和脑神经功能障碍，多数患者在成年前死亡。而仅一条染色体上出现基因变异（杂合子）的个体，则会表现出一种称为"镰状细胞特征"的症状，会造成缺氧状态，但很少会引起严重的并发症。变异的基因并不能免疫疟疾，但红细胞的镰状变化可以抑制疟原虫的繁殖，缓和症状。

表 5-1　镰刀型细胞贫血症血红蛋白的基因型与表现型
A：正常的基因　S：变异的基因

遗 传 型	表 现 型
AA	正常的血红蛋白（HbA）
AS	镰状细胞特征（HbA/HbS）
SS	镰刀型细胞贫血症（HbS）

在疟疾高发地区，具有镰状细胞特征的个人比拥有正常基因或镰刀型细胞贫血症的个人，更有利于生存和留下子孙。具有正常基因的个人，很多在幼儿期或妊娠期死于疟疾，而患有镰刀型细胞贫血症的个人，很多会因为溶血及其引起的并发症而在达到生育年龄前就死亡。自然选择，在保存变异基因的方向和淘汰变异基因的方向上同时起作用。结果，变异基因的持有者与非持有者的比例得以保持在一定的值上。在西非的一些地区，三分之一的人口具有这种变异基因。当然，其比例依存于疟疾流行的强度。用专业术语来说，这种杂合子比纯合子适应度更高的现象，就是"超显性效应"；而基因占有率因某些环境因素而变化的淘汰形式则被称为"频度依赖淘汰"。

有趣的是，异变的基因似乎是在班图人将农耕带到西非、疟疾成为大问题之前就已经诞生了。曾经只不过是有害的基因突然变异，由于恶性疟疾的高强度流行等环境变化，而变得拥有了高度的适应力。

大自然选择变异时不带有任何目的，只给出进化的方向。选择的方向取决于环境的淘汰。因此，生物会变得拥有（适应）那些顺应环境的生态与功能。另一方面，如果环境发生变化，这种适应可能会变成不适应。为适应疟疾高发地环境的变异，在已经根除疟疾的地区，反而会变成不适应。在疟疾不是流行病的美国，突变基因的拥有者比例出现下降趋势，而即使现在，每500个非洲裔美国人中就有1人仍在饱受镰刀型细胞贫血症之苦。

疟疾抗性变异基因，与镰刀型细胞贫血症相似，两者感染率不同，却都在旧大陆上广泛分布，然而在新大陆的原住民身上却从未发现过。有研究者认为，从这一事实来看，在被哥伦布发现以前的新大陆上不存在疟疾。

专栏4　图坦卡蒙法老与镰刀型细胞贫血症

2008年2月出版的《美国医学会杂志》上刊登了一篇论文，首次解开了1922年在埃及南部卢克索的法老陵墓被发掘时产生的谜团。

一个研究埃及考古学的国际小组，对十多具木乃伊进行了医学调查，其中包括约 3 500 年前的古埃及国王图坦卡蒙（新王国时期第十八王朝）。科学家们使用基因解析、断层扫描进行调查，揭示出法老的一部分死因——阿蒙霍特普四世与其姐妹所生的这位法老死于骨折加疟疾。

论文中称，图坦卡蒙法老患有死骨症和足内翻，因而经常摔倒，造成腿部骨折，且死因很可能是疟疾。科学家们在其他几具木乃伊中也发现了腭裂、足内翻和扁平足，还从包括法老在内的四具木乃伊身上回收到了疟原虫的基因痕迹。另外，还发现法老也患有缺血性骨坏死。

报道这份研究的一名记者说："即使拥有王家的权力与财富，他们也都没法避免身体的不健康与残障。这一点令人印象深刻。"（《开罗时事》）

德国伯恩哈德·诺赫特热带医学研究所的一个小组之后详细研究了法老的足部骨骼。结果在法老身上发现了镰刀型细胞贫血症的痕迹。该研究小组称法老的死因也许不是疟疾，而是镰刀型细胞贫血症。

第六章
消失的传染病

1 消失的传染病

20 世纪后半叶新出现的传染病威胁了社会。

突然出现又消失

回顾历史，有些传染病像谜一样突然流行起来、又突然消失不见。比如从 15 世纪后半叶至 16 世纪中叶，在欧洲流行过的汗热病；比如新生儿致死性肺炎，第一次出现在第二次世界大战前夕，20 世纪 40—50 年代主要流行于中欧和东欧。又如 20 世纪 50 年代后半叶在东非各国突然流行又突然消失的阿良良热。第二次世界大战后在日本出现的"疫痢"或许也属于这类传染病。

在此，我想追溯一下已经消失的传染病的自然史，思考这些传染病是否构成了人类与传染病历史的主要章节，抑或只是单纯的"脚注"般的存在而已。

汗 热 病

汗热病于 15 世纪开始在英国流行，最终蔓延到整个欧洲，是一种原因不明的传染病。病原性高、症状突发，有些患者数小时后即死亡。

最初的流行始于 1485 年 8 月 7 日—8 月 22 日。8 月 22 日是英国"玫瑰战争"的转折点——"博斯沃思之战"的日子，因此被很多人铭记。在博斯沃思之战中取得胜利的亨利七世凯旋的同时，汗热病开始在伦敦流行起来。

根据历史记录，这种病的症状始于突然的恶寒、头晕、头痛和全身倦怠；关节持续剧烈疼痛，恶寒后开始发烧，并出现该病特征的出汗症状。严重时，患者在出汗后会失去知觉，并因消耗和虚弱状态而陷入意识模糊，最后死亡。

第二次流行发生在 1507 年，第三次发生在 1517 年。这两次的流行也都仅限于英国。

1528 年开始的第四次流行规模最大。于 5 月始于伦敦，出现了众多死者。国王亨利八世为此逃离伦敦，辗转各地。到了夏天，汗热病突然在整个欧洲暴发。汉堡的疫情在数周内杀死了 1 000 多人。之后，疫情又蔓延到丹麦、挪威、立陶宛、波兰以及俄国。

尽管在欧洲各地造成了巨大破坏，但疫病都在很短时间内就结束了，各地一般都没超过两周。至 1528 年年底，这种疫病突然从欧洲消失了。之后，也再没在欧洲流行过。在传染病的发源地英国，1551 年也出现过一次疫情，但那是最后一次汗热病的流行。在 1551 年底，这种病从地球上消失了。虽然有学者认为这是一种汗坦病毒肺综合征，但至今病因不明。

新生儿致死性肺炎

并发症包括全身性巨细胞病毒感染的卡氏肺囊虫肺炎祸害了欧洲好几个地区的儿童。卡氏肺囊虫肺炎是一种真菌（肺孢子菌）引发的感染症，其特征是干咳无痰。巨细胞病毒常感染于幼儿期，潜伏在宿主体内，一旦引起全身性感染，则会出现网膜炎、肠炎和脑炎等。人在拥有正常免疫力的情况下，很少发病，通常只有在免疫系统因某种原因受到抑制时才会发病。

这场传染病的流行始于第二次世界大战前夕，持续了大约 20 年。最初流行于 1939 年，在当时德属波罗的海的港口城市但泽（今波兰格但斯克）被发现。此后，疫情蔓延至东欧和北欧。然而，这种病在 20 世纪 50 年代中期变成偶发性，并在 60 年代初偃旗息鼓。仅捷克斯洛伐克，这种肺炎在 5 年内造成了 500 名新生儿的死亡。

1955 年，荷兰南部城市哈伦出现了集体感染。当时，卡氏肺

囊虫肺炎在荷兰只是一种偶发性的疾病。然而，在哈伦，同年 6 月
起到次年 7 月，一共有 81 名新生儿在住院期间感染了卡氏肺囊虫
肺炎，其中 24 人死亡。患者全都在同一家助产师研修医院的同一
栋病房楼内，因为早产等出生有问题的新生儿，与母亲隔离开，在
这栋病房里接受治疗。17 间小病房里，经常性地住着 40 多名新生
儿，一个病床上同时躺着 4 名新生儿也并非稀奇之事。

　　人们对所有病例（共 81 例）进行了调查，发现患病迹象最早
出现的是在出生后 55 天，最晚是在出生后 100 天。人们认为卡氏
肺囊虫肺炎的平均潜伏期约为 1 个月。另外，婴幼儿时期体内携带
卡氏肺囊虫肺炎原虫的情况非常常见。鉴于这些事实，发生在哈伦
的卡氏肺囊虫肺炎流行，很可能是出生或者刚出生后不久，因为某
种原因免疫功能低下而造成的。

　　人们从各个角度寻找原因，发现了一个令人震惊的事实——高
球蛋白血症的存在。高球蛋白血症的存在，意味着血液中的抗体量
处于很高的水平。现如今，这是儿童艾滋病的指标之一。卡氏肺囊
虫肺炎的病死率每年都有所不同，但平均都在几个百分点。发生问
题的那栋病房楼在 1958 年 7 月最后一名新生儿出院后被关闭了。

　　有些研究者认为这次的集体感染也许是艾滋病毒（HIV）的原

型病毒所引起的。如果从当时很多新生儿都康复了的事实以及之后的艾滋病的病死率超过 95% 的事实认为他们的推测是正确的话，那么 HIV 在此过程中，已从可恢复的病毒变异成了几乎不可恢复的病毒。

HIV 是一种人类的逆转录病毒（拥有 RNA 和逆转录酶的病毒）。为人所知的一个逆转录病毒感染后宿主完全康复的例子，是牛感染的杰姆布拉纳病毒（杰姆布拉纳病毒是牛的逆转录病毒）。杰姆布拉纳病是在 1964 年印度尼西亚的巴厘岛上被人类发现的一种牛的疾病，表现为一种急性病象，肾脏和淋巴结出现严重症状，病死率为 15%～20%，但幸存下来的牛都可以完全康复。

还有一个事实是，亚洲本土猴子中流行的逆转录病毒，会在第六代感染时改变病毒的特征。如此看来，HIV 的变异假说也许完全不值得去探讨了。

阿 良 良 热

阿良良热是一种以发热、皮疹、关节炎和淋巴结肿大为主要症状的疾病。阿良良，在东非语言中意为"弱的关节"。这种疾病是由与风疹病毒近缘的、属披膜病毒科的病毒引起的。

目前已知有过两次流行。第一次在 1959—1962 年间，出现在东非各国，始于乌干达北部，之后蔓延到肯尼亚和坦桑尼亚。估计有 200 万人受到感染。第二次是在 1996—1997 年间。也是始于乌干达。这一次，在造成约 400 万人感染后，突然消失。

两次流行之间，隔了 35 年的时间。没人知道阿良良热会否就此从历史中消失，还是将再次出现。

成人 T 细胞白血病

在某些地区，存在着一种即将消失的病毒。成人 T 细胞白血病病毒（HTLV-1）是人类发现的第一个逆转录病毒，只会感染人类。约 5% 的感染者一生中会白血病发病，但平均潜伏期超过 50 年。传播途径包括母婴传播、性传播和血液传播，但母婴传播是主要的传播途径。会从母亲到孩子代代相传。这一性质使人类学的研究成为可能。

我们研究室对于从八重山群岛、冲绳、奄美群岛、五岛、平户、对马、隐岐、其他九州各地、岩手县、北海道等各地分离出来的病毒，调查了其系统关系。结果显示，这种病毒早在弥生时代之前就已被传入日本列岛，与日本人已经共存了 1 万年以上。

感染多见于九州西南部和冲绳，在靠近太平洋的纪伊半岛南端、东北地区的石卷和三陆地区，以及靠近日本海的五岛、对马、壹岐、隐岐、山形县近海的飞鸟、秋田县象潟地区、北海道的土著民中也都有聚集的感染。人们认为这一分布表现出日本人形成的历史，即自古就有这种病毒的倭人与之后到来但没有这种病毒的集团相混合形成了现在的日本人。

现在，这些地区的病毒正在迅速消失（图 6-1）。在 HTLV-1 的高发地长崎县进行的调查显示，1987 年抗体持有者比例约为 9%，但在约 20 年后的 2005 年，这一比例下降到了 1.5%。按照目前的下降趋势来计算，再过两代人，抗体持有者的比例将下降到

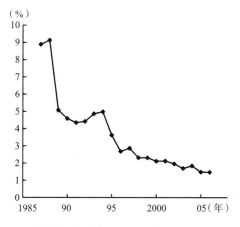

图 6-1　日本长崎县妊产妇 HTLV-1 感染阳性率的经年变化

0.1% 以下，再几代人之后，则会几近消失。

成人 T 细胞白血病病毒是一种基因变异很少的病毒。我们研究室的实验也证实了这样的结果。由此可见，使得抗体持有者比例下降的，很可能不是病毒的变化，而是人们生活方式的变化。今后，这种病毒真的会消失吗？

2　新出现的传染病

有消失的传染病，也有新出现的传染病。从越南战争结束的 20 世纪 70 年代中期开始，新病原体造成的新的传染病接踵而至。

1976 年在苏丹南部小镇恩扎拉与扎伊尔（今刚果民主共和国）北部村庄亚布库暴发的埃博拉；20 世纪 80 年代明确其存在的艾滋病。2003 年从春到夏暴发的重症急性呼吸综合征（SARS）。除此之外，还有马尔堡出血热（德国，1967 年）、拉萨热（尼日利亚，1969 年）、莱姆病（美国康涅狄格州，1975 年）、军团病（美国费城，1976 年）。

埃博拉病毒

劳里·加勒特在其著作《逼近的瘟疫》中描述了埃博拉出现时

的情形。

1976 年 6 月末，苏丹南部小镇恩扎拉的许多居民死于不明原因的疾病。一个棉花加工厂的仓库管理员最早发病，此后，一个接一个，感染不断扩大。

两个月后，即 1976 年 8 月，在扎伊尔北部村庄亚布库的一家教会医院中暴发了致死性的出血热，因发烧而去医院看病的男性教师马巴罗·罗卡拉（44 岁）是最早的患者。一开始医生怀疑他得的是疟疾，于是为其注射了抗疟疾的药物。同一个注射器被用于另外 9 名疑似疟疾的患者。

10 天后，罗卡拉陷入病危状态，因呕吐和腹泻而出现严重的脱水症状，毫无生气的眼睛深深凹陷，鼻子和牙龈出血。3 天后罗卡拉死亡。遗体按照传统方式进行了清洗，并举行了葬礼。

先是被使用同一支注射器的另外 9 人发病。一周后，他们的家人和朋友也都出现了与罗卡拉一样的症状。不久，病毒扩散至当地居民。医院关闭，该地区被军队封锁。最后有 300 多人感染，280 人死亡。其出血症状和高病死率，与恩扎拉的疫情相似。这一信息被报告给了总部设在日内瓦的世卫组织。警报立刻被拉响了。

三个月后，科学家们发现了一个新的病毒，并用亚布库边上的

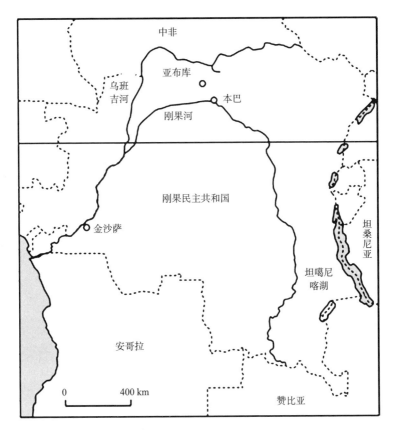

图 6-2　位于扎伊尔（今刚果民主共和国）北部的本巴地区。地处乌班吉河
与刚果河之间，拥有大面积的热带雨林

小河为其命名为"埃博拉"。然而，谜题依然没有解开，埃博拉从

何而来？

　　科学家们对家畜和野生动物进行了调查，发现包括黑猩猩和大

猩猩等高等灵长类动物，还有羚羊和蝙蝠都感染了埃博拉病毒。这

种病对大猩猩和猴子来说是致命的，但蝙蝠却没有表现出特别的症状。鉴于这个原因，一些研究人员认为蝙蝠是其自然宿主，但没能得到证实。

在刚果共和国洛溪保护区西部，5 000多只大猩猩在2005年之前的5年间，因为埃博拉病毒几乎全体灭绝（马克斯－普朗克研究所）。2001年之后，该国边境附近的居民中开始流行埃博拉病毒。当时，生活在周边森林中的大猩猩也都受灾严重。在埃博拉疫情暴发前，每平方千米可观察到约2只大猩猩生息于此，但在疫情暴发后，这一现象一去不返，在做过个体识别的143只大猩猩中，有130只死于埃博拉病毒。

已知的埃博拉病毒有四个亚种：扎伊尔型、苏丹型、科特迪瓦型和莱斯顿型。其对人类的病原性各有不同。前三个亚种在包括人类的灵长类动物中引起出血热，致死率最高的是扎伊尔型，超过90%。而莱斯顿型目前为止还没有引发人类疾病的报告。

埃博拉病毒自1976年的报告以来，已在扎伊尔、苏丹、科特迪瓦、加蓬和乌干达等国流行过。共有约1 800人被感染，约1 200人死亡。每种亚种病毒的流行也各有不同，且尚未发现其在流行病学上的关联性。埃博拉是否会以偶发性的流行结束？是否会对人类这种物种产生适应？届时埃博拉的高致死率会发生怎样的变化？到目前为止，没人可以回答这些问题。

重症急性呼吸综合征（SARS）

2003 年 3 月 14 日出版的专业杂志《周刊疫学情报》上，刊登了一篇关于在中国内地、中国香港以及越南发生的急性呼吸综合征的论文。论文指出，2 月中旬以来，中国香港、广东和越南首都河内都出现了非典型肺炎的疫情，怀疑是细菌以外的病原体。

日本和美国开始了对原因的调查研究。专家建议对疑似与疫情有关的病例采取隔离措施。然而，此时的 SARS 已经大范围流行开来。流行的经过大致如下。

2003 年 2 月 14 日，世卫组织发出一则简短的警告，称在 2002 年 11 月 16 日至 2003 年 2 月 9 日期间，中国南方的广东省出现了 305 名肺炎患者，其中 5 人死亡。同时，中国政府也发布公告称虽然病因不明，但可以排除是炭疽、肺鼠疫、钩端螺旋体病、出血热等。两周后，中国政府宣布说肺炎的致病原因是衣原体。

2 月 21 日，广东省一名 65 岁的肾病学教授与妻子二人入住香港京华国际酒店 9 楼。10 天后教授死亡，与他同天入住该酒店 9

楼的客人中至少有 12 人被感染。有的感染者在走访了住在香港公寓楼的家人后被感染，有两位则是分别在去了越南与加拿大后患上了肺炎。

2 月 28 日，世卫组织的传染病专家卡洛·乌尔巴尼向世卫组织西太平洋办事处报告说："河内一家法国医院出现了不明疾病。症状为重症肺炎。医院的相关人士也都被感染了。第一位患者是一名 2 月 26 日住院的华裔美国人。"3 月 13 日，该华裔美国人死亡。

3 月 11 日，乌尔巴尼前往泰国曼谷参加会议。抵达后不久便生病倒下，并于 3 月 29 日去世。

3 月 15 日，新加坡和加拿大也都报告了新病例。世卫组织事务局长格罗·哈莱姆·布伦特兰向全世界发出警告。

3 月 17 日，来自全球 9 个国家、11 家研究机构的研究人员被召集起来，为寻找病原体，建立起跨机构合作的体制。

3 月 24 日，美国疾病控制与预防中心与中国香港的研究人员报告说从患者身上分离出一种新型冠状病毒。

人们采取了严格的隔离措施。在新加坡，与患者接触的人被要求待在家里，并配备网络摄像头以确保没有违规行为。在中国香港，淘大花园被完全隔离起来。世卫组织建议除紧急情况外中止飞往加拿大多伦多。

7月，在出现了约8 000名感染者和700多名死者后，疫情终于结束。

为了查出这个病毒的起源，专家们对野生动物进行了调查，从果子狸、貉和中国獾身上分离出类似的新型冠状病毒，并提出蝙蝠可能是自然宿主。

造成SARS的病毒已经永远消失了吗？是不是正沉睡在大自然的某个地方？故事结束了吗？是在等待下一个舞台拉开幕布吗？就目前而言，没人知道答案。

超级传播者

在SARS的疫情中，人们怀疑存在超级传播者。超级传播者是将病原体传播给大量人群的人。

一位SARS患者通常会将病毒传染给3人左右。然而，有些人却将病毒传播给了十几人，甚至数十人。那位入住香港京华国际酒店的广东省肾病学老教授至少传染给了12人，世卫组织传染病专家乌尔巴尼报告中提到的首例患者，那名华裔美国人，或是从京华国际酒店飞到加拿大或越南并在当地造成传染病流行的人们，都是

病原体的超级传播者。虽然有些人的体质会让病原体很容易在体内
繁殖，且携带大量病原体，也容易传染给他人，但大部分情况下，
是那些活动范围和朋友圈广大的人成了超级传播者。如果没有超级
传播者，就不可能有如此大范围的流行。

　　老教授、华裔美国人以及京华国际酒店充当了网络中心连接多
个节点的"枢纽"。大部分现实社会都由拥有枢纽的网络构成，具
有这种特性的网络被称为"无标度网络"，不同于由随机链接所构
成的"随机网络"（图 6-3）。

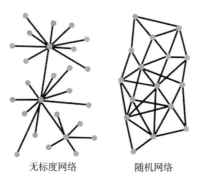

无标度网络　　　　　随机网络

图 6-3　网络示意图

　　无标度网络的特点是出现网络故障时的顽强性。即使整个网
络的 5% 失去功能，由于替代路由的存在，网络的其余部分也可维
持几乎不变（全系统的平均经路长度 [平均最短距离] 几乎不变）。

但当某个重要的枢纽受到攻击时，整个网络便会陷入瘫痪。

这种网络最为人知的例子就是食物链和互联网。食物链的网络对于随机的物种灭绝可以表现出其顽强性，但面对某些特定物种（关键种）的灭绝，却表现得非常脆弱。

人们怀疑 SARS 的流行是在一种无标度网络中的流行。这表明为了理解传染病的流行，重要的是去知晓人们接触与交流的网络。

在疫苗接种并不普遍的时代，西欧的麻疹流行多发于秋季，即学校开学的几周后，原因之一是暑假期间分散开的孩子们在开学的同时聚集到学校里，增加了接触的频率。关于上呼吸道感染多发于冬季的原因，人们也曾进行过讨论。有人认为是冬天的低湿度损害了上呼吸道的黏膜表面，导致感染变得更加容易；也有人认为是因为寒冷时人们都一起缩在室内（物理距离变小）。无论如何，可以肯定的是，人们的生活方式和社会的样态是决定传染病流行的重要因素。

3　病毒去哪儿了

传染病消失了吗？消失了的传染病去了哪里？我想从病毒在人类社会中的适应过程来思考一下这些问题。

　　病毒在人类社会中的适应阶段并没有明确的分类，但为了方便起见，在此将之分为五个阶段（表6-1）。

表6-1　病毒在人类社会中的适应阶段

		具有代表性的例子
第一阶段	适应前的准备阶段。通过家畜和兽类的抓伤、咬伤直接感染，没有人传人。	钩端螺旋体病 猫抓病
第二阶段	适应的初期阶段。人传人。但感染效率较低，所以疫情会较快结束。	汗热病（15—16世纪，英国） 新型钩端螺旋体病（第二次世界大战期间，美国） 阿良良热（1959年，1996年，东非） 新生儿致死性（卡氏肺囊虫）肺炎（二战前夕至20世纪60年代上半叶，中欧，东欧） 重症急性呼吸综合征（2003年，中国内地，中国香港，加拿大）
第三阶段	适应的后期阶段。实现对人类的适应，定期流行。	莱姆病（1975年以后，美国） 拉萨热（1969年以后，尼日利亚等） 埃博拉（1976年以后，苏丹，扎伊尔，加蓬，乌干达，科特迪瓦）
第四阶段	适应后的阶段。很快便只能存在于人类中。	天花 麻疹 艾滋病

续　表

		具有代表性的例子
最终阶段	过度适应后的阶段。从人类这种物种身上消失。	成人 T 细胞白血病

适应的第一阶段又称适应前的准备阶段，人被牲畜或兽类抓伤、咬伤而直接感染，没有人传人，感染仅单发后便结束，如被狗传染的钩端螺旋体病或猫抓病等。我觉得在单位面积的动物较多、因狩猎等而与野生动物物理接触较多的热带地区，无论过去还是现在，都有很多人在不知情的情况下，感染后治愈，或者发病后死亡。

适应的第二阶段也可称为适应的初期阶段，发生人传人现象。不过，这个阶段只是适应的初始阶段，由于感染效率较低，疫情会较快结束。第二次世界大战中在美国突然暴发又消失的新型钩端螺旋体病、二战前夕到 1960 年代上半叶主要流行于中欧和东欧的新生儿致死性（卡氏肺囊虫）肺炎等属于这个阶段的传染病。这个阶段的传染病如果也存在超级感染者，就会出现暂时性的大范围传播。2003 年主要发生在中国内地、中国香港和加拿大的 SARS 也许就属于这种情况。

　　适应的第三个阶段被认为是适应的后期阶段，是病毒适应人类并引起定期流行的阶段。埃博拉就是一个典型的例子。从 15 到 16 世纪主要在英国流行的汗热病和 1959 年在东非流行的阿良良热等，都是流行过几次后便消失了。也许算介于适应的第二和第三阶段之间。

　　适应的第四阶段，是病毒为了适应人类，成为了几乎只存在于人类之间的传染病。艾滋病、麻疹、因为人类的根绝计划而从地球上消失的天花都属于这一阶段的传染病。另外，如果说从第二次世界大战前夕到 20 世纪 60 年代上半叶在中欧和东欧流行的、并发全身巨细胞病毒感染症的新生儿致死性（卡氏肺囊虫）肺炎是由 HIV（艾滋病病毒）的原型病毒引起的话，那么也许可以说这是从第三阶段过渡到第四阶段过程中的传染病。

　　适应的最后阶段是可以称为过度适应后的阶段。由于过度适应于人类这个物种，病毒无法再适应人类周围环境与生活的变化。即使没有医疗和公共卫生学方面的干预，传染病也会从人类社会中消失。当然，也许需要几代甚至几十代的时间，病毒才会消失。日本的成人 T 细胞白血病病毒等就属于这一阶段。

　　现在存在的传染病是，在生物学的时间轴内，在新出现的传染病和将从人类社会消失的传染病之间的动态平衡状态下，以"现在"这个时间进行截取后的可见部分。这同时也告诉我们，传染病的种类与构成会随着时代与社会的发展不断变化。

生态学地位的确立

从另一个角度来看，适应了最后阶段的病毒的消失，可能会产生出别的问题。为了填补病毒消失后的生态学地位，可能会出现新的病毒。

成人 T 细胞白血病病毒，从人的一生来看，100 名感染者中约有 5 人会患上白血病，因为其平均潜伏期有 50～60 年。如果这个平均潜伏期变成 100 年，情况会怎样？病毒和人类也许可以完全共存。具有这种可能性的病毒的消失，从某种意义上说，也许是人类的巨大损失。因为不会引起疾病的病毒，也许可以成为抵御新病毒侵入人类社会的堤坝。

艾滋病亦是如此。艾滋病是由 HIV 引起的传染病。感染途径主要有血液传播、性交和母婴感染。主要症状是免疫系统功能障碍引起的恶性肿瘤或机会性感染。现在，其发病率超过 90%，一旦发病，病死率为 95% 以上。如果不进行治疗，从感染到艾滋病发病平均为 10 年，然后在数年内死亡。

如果 HIV 的潜伏期是 20 年，或者 30 年、50 年、100 年，情况会怎样？或许大多数人即使感染了 HIV，也不会艾滋病病发，只是感染而已；另一方面，HIV 所占据的生态学地位也可以成为抵御其他病毒入侵的堤坝。届时，我们也许会感谢人类与 HIV 的共生。

共 生 之 路

麻疹与结核之谜

让我们回顾一下序中提到的麻疹之谜。

人类城市出现后，在麻疹已成为常态流行的国家和地区，原先高发的麻疹的死亡率有所下降。而因为人口规模较小，每隔几十年就会突然流行一次麻疹的地方——具体而言，比如极地里的村庄和大洋上的岛屿——感染者仍然有着很高的死亡率。死亡率的下降，在现代医学起步之前就已经发生。

结核病也是在现代医学起步以前就开始死亡率下降的疾病。

工业革命与工业城市兴起后，肺结核成了 19 世纪欧洲最大的传染病。被污染的大气、密集的城市生活、在通风差的工厂里长时间的工作造成了结核病的流行。德国作家托马斯·曼的代表作《魔山》即以 1900 年代初阿尔卑斯的结核病疗养院为舞台，描绘了人的生与死。

图 7-1 表示自 1991 年以来结核病的死亡人数。事实上，过去 150 年以来，结核病死亡人数一直在下降。这种下降是在科赫发现

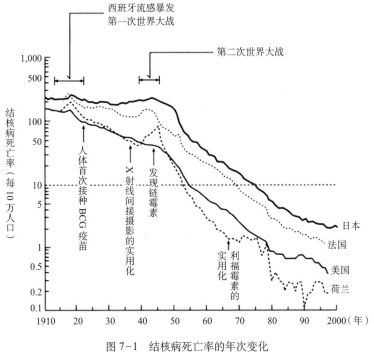

图 7-1　结核病死亡率的年次变化
(日本厚生劳动省健康局结核传染病课监：结核病的统计，2004 年，结核病预防会)

结核菌（1882 年）、BCG 疫苗的研发（1921 年首次用于人体）、抗生素的登场与导入（1943 年发现用于结核治疗的链霉素）之前就已开始。毫无疑问，疫苗和抗生素的发现有助于减少结核病的死亡人数。但就死亡率的下降曲线而言，其影响是有限的。人们普遍认为导致下降的主要原因是营养状况、生活环境和工作环境的改善，或是这些改善的综合效果，但人们其实并不清楚，这些因素对结核病死亡人数的减少影响到了什么程度。

如第二章所述，在结核病流行之前的 11 和 14 世纪，麻风病曾在欧洲流行。在随后的几个世纪中，这种疾病的流行势头逐渐消退。当时，人们并不清楚麻风病的病因，也没有治疗方法。虽然对患者数的减少已经有了一些解释，但谜团仍然存在。

许多专家认为传染病的病原性是病原体所固有的，或者说是由与宿主（患者）的抵抗性的相对关系来决定的。比如，即便是那些不会让健康者生病的传染病，对于器官移植后接受免疫抑制药物治疗或是后天性免疫功能不全的人而言，也常常是致命的。

也许有一种可能性——从 19 世纪到 20 世纪结核病死亡人数的变化和麻疹致病性的变化并非固定在病原体的"病原性"上，其改变取决于社会的变迁与人们的生活方式。

人类行为和病原体的进化

有时候，当人们的行为成为一种选择压，病原体会发生进化。强调一下，这里所说的"进化"，是指病原体的性质因为对环境的适应而发生改变，并非变成"优质的"病原体。

笔者用一个简单的数理模型进行以下模拟——比较两种群体性交方式下，潜伏期短、感染效率以及致病率高的艾滋病毒（强毒HIV毒株）与潜伏期长、感染效率低、致死率低的艾滋病毒（减毒HIV毒株）的流行情况。

结果如图7-2所示，短期（5～100年左右）而言，在性交稳定的群体中，整体的HIV只会出现稳定的流行，且减毒株占主导地位，而在性交活跃的群体中，强毒株占主导地位。这意味着，在艾滋病流行过程中，人们的行为会成为选择病毒株的压力，且这种选择既可以是选择强毒株的压力，也可以是选择减毒株的压力。不过，在更长的500～1000年后，减毒株会在所有群体中占主导地位。

这一结果与从艾滋病流行初期阶段就开始研究的亚普·古德斯米特等人的研究结果非常吻合。

在西欧社会，艾滋病的流行始于1980年代上半期，到1990年

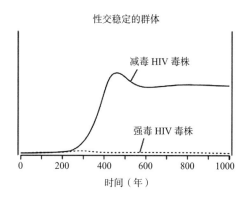

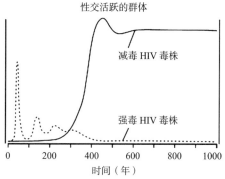

图 7-2　强毒 HIV 毒株与减毒 HIV 毒株的流行模拟

代新增感染高峰过后，研究者对荷兰阿姆斯特丹的男同性恋者进
行了一项追踪研究。艾滋病的平均潜伏期，在同性恋者间的新增
感染达到高峰的 1980 年代下半叶期间最短，而在之前后的时期则
较长。

在 80 年代初期，阿姆斯特丹年轻的、性活跃的同性恋者，有

时一天之内会与多人发生性关系，或者一年内与超过 100 个伴侣发生性关系。该市每年新增感染率高达 8%，男性同性恋者通过肛交频繁地传播了病毒。病毒的这种频繁传播，或有助于毒性高的病毒生存。转折点出现在 1980 年代中期，当时，一场旨在抑制病毒传播、提倡安全性行为的运动取得了成功。自那以后，在男性同性恋者中，HIV 病毒的传播趋于稳定，平均潜伏期也得到了延长。

强毒 HIV 毒株因为传染性高、致死性高、潜伏期短而耗尽宿主。换言之，这种毒株只能存在于一个接一个、不断出现新宿主的环境中。再换一种说法，即当感染者和非感染者之间的接触频率降低时，强毒病毒因其本身的"强毒"性格而消失。从长远来看，强毒病毒一边影响支持自身生存的宿主群体（HIV 感染的例子中性交活跃的集体）一边消失，而潜伏期长、感染率和致死性都低的减毒病毒则会占据主导地位。

于是乎，病毒与人类之间建立起了某种稳定的关系。

病原体与人类的共同进化

我们在非洲绿猴的 SIV（猴免疫缺陷病毒）中看到了这样一个例子。

与 HIV 类似的 SIV 已经感染了非洲绿猴几千年、几万年。现在，这种病毒已经不会在宿主身上引起艾滋病，但可能在过去引起过艾滋病。不能排除大部分被感染的非洲绿猴在其第一次接触 SIV 时就死亡了。少数在感染后幸存下来的雄性和雌性生下后代，这些后代在感染后幸存下来少数的后代再生下后代，如此循环往复，非洲绿猴也许就是这样进化成了与病毒共生的宿主。

另外，从病原体的角度来看，当病原体第一次遇到具有"感受性"的宿主时，因为是在初期，当然很容易想象，当时的适应并不完美，而是逐渐进行适应的。病原体反复从一个宿主传播到另一个宿主的过程中，一定是想逐渐增加在宿主体内的总量。适应越不完美，病毒在宿主体内的总量就会越维持在较高的水平，需要承受来自宿主的选择。有一种理论认为其结果可能就是艾滋病的发作。根据这种假设，一旦适应，就无须承受任何选择的压力。宿主的生病会对病毒自身的生存不利。因此，最终病毒会与宿主建立起稳定的关系。

将博弈论与"进化稳定策略"的概念引入生物学、并对二十世纪的生物学产生重大影响的约翰·梅纳德·史密斯更进一步提出，如果病原体和宿主能够分开生存，那么自然选择必须对双方各自发挥"利己"式的作用；然而，对于像病毒这样没有宿主存在就无法生存的病原体，其承受的选择压最终会使其在提高宿主的环境适应度的方向上发挥作用。史密斯还谈到，一旦形成稳定的关系，病毒的存在可能会提高宿主的环境适应性，即提高宿主自身的生存能力。

适应的极限

不可能存在完美的适应，如果环境发生变化，之前对环境的适应就会反过来变成对环境的不适应。其振幅会因为越适应而变得越大。我们已经看过镰刀型细胞性贫血症对疟疾发生了进化适应的例子。在社会文化适应中也存在过度适应造成的副作用。如果狩猎进行得太过顺利，生态系统就会失去平衡。如果畜牧业发展得过度顺利，牧草原就会变得荒芜。

某种适应是如何带来短暂的繁荣以及之后长期的困难的呢？

我认为，传染病与人类的关系亦是如此。

消灭病原体可能是一种过度的"适应"。

或可说，病原体的根绝会是一种过度的"适应"。传染病的根绝，会在面临选择时，把过去对传染病产生抗性的基因进行中立化。其对人类的影响，从长远来看，很可能会变得不能无视。

历史学家威廉·麦克尼尔曾提出过"大灾难的保全"的观点。他举例美国陆军试图控制密西西比河的历史，认为这是人类可笑的努力。因为一到春天就发洪水，密西西比河流域常被洪水淹没；在 1930 年代，美国陆军工程兵团开始建造堤防，并着手封堵密西西比河，结果，一年一度的洪水是停了，但河床淤泥逐年堆积，堤防也只能相应加高，且越变越高；可这条河不可能在地表 100 米的位置流动，所以迟早有一天，一定会破防，到那时，很可能会造成骇人的灾难，其破坏程度一定远超堤坝建造之前的每年的洪水。

在中国的黄河流域，公元前 800 年也曾发生过类似的事情。每次黄河毁堤、寻找通往大海的捷径时，都会有大片区域被洪水淹没。

同样地，创建无传染病社会的努力，也会越努力，越是在为拉开灾难性悲剧的序幕做准备。为了不去"保全"灾难，我们必须要有"共生"的理念。重要的是要明白，在任何时间所实现的适应，都"不算舒服"，而是妥协的产物，没有哪种适应可以是完全且最终的。舒服的适应只不过是下一场悲剧的开始。

共生的成本

进入 21 世纪，我们认为需要构建以"共生"为基础的医学与传染病科学。然而，共生是需要付出代价的，即"共生的成本"。打个比方来说，也许就像"修建堤防之前密西西比河中常见的洪水"。

同样地，我们面对的是致命的传染病。许多病原体尚未与其宿主人类建立起稳定的关系。对于那些被病原体夺走的生命，作为一名医生、一个从事医学相关工作的人，我无法视而不见。正如人类为了防治每年泛滥的洪水而建筑堤坝，虽然不多，但我们手中已经积累了一些应对这场悲剧的医学和医疗的知识。

另一方面，我们也知道这种积累也许会导致一场灾难。

我现在还没有解决这些问题的"处方"。但我坚信，"共生"是一条大道。只不过，当有人要为此付出代价时，我们应该如何应对这个问题？

我不认为存在绝对正确的答案。正如不存在完全的适应一样，共生，恐怕也都是"不算舒服"的妥协的产物，需要不断地探索。对于生活在 21 世纪的我们而言，这将是一个巨大的挑战。

麻疹流行的数理

关于在序中提过的麻疹流行的模型计算、群体免疫与平均感染年龄的关系，我在此做一些补充。

再现法罗群岛的麻疹疫情

我按照人口为 7 800、潜伏期为 10 天、传染期为 12 天、有效再生数为 14，做了一个简单的麻疹流行的数理模型。

有效再生数，是一种反映传染性强弱的值，表示当某一个感染者进入具有感受性（没有免疫力）的人群时，平均有多少人被感染。根据之前的研究数据，我将麻疹的这一数值设为 14。

根据记录中 1846 年的疫情死亡人数很少的事实，我假设无人

死于麻疹；因为麻疹能给予很强的免疫力，一旦感染过就不会再次

感染，且距离上一次疫情，已经有约 65 年没有发生过麻疹疫情，

因此我假设所有居民都没有免疫力，且居民的平均寿命为 45 岁。

结果如图 8-1 所示。疫情暴发 30 天后，感染人数虽然达到峰值，

这一时间点的感染者人数为 950 人（约占所有居民的 12%）左右。

最终，约 6 900 人（约占所有居民的 88%）被感染，疫情持续了约

60 天后结束。

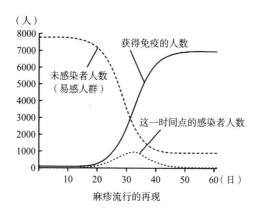

图 8-1　麻疹流行的再现

群 体 免 疫

随着感染的蔓延，获得免疫力的人比例增加。需要多少比例的

人获得免疫才能抑制住传染病的流行呢?

假设麻疹的有效再生数为 14,在无人具有免疫力的阶段,就平均而言,第一个感染者会把麻疹传染给其他 14 人。如果 50% 的人拥有了免疫力,平均的二次感染者的人数会减半至 7 人。如果 90% 的人接种了疫苗,那会变成 1.4 人。

同样地,想要平均二次感染者低于 1 人,就需要 93% 以上的人获得免疫力。

如果平均二次感染者少于 1 人,即使发生小规模的感染,这样的流行也很快会结束。当群体中免疫携带者的比例高到足以预防传染病的流行时,这样的群体就具有了"群体免疫"。

有效再生数值越高,获得群体免疫所需的免疫携带者比例就越高。这些计算或许看起来有些不切实际,但这种想法确是世卫组织推动的天花根除计划的基础。

在流行病学上还有一件重要的事。一个群体中若存在多个不同属性的小群体,且小群体间的有效再生数不同时,取有效再生数平均值的做法是没有意义的。

$$有效再生产数 = 1 + \frac{平均寿命}{平均感染年龄}$$

平均感染年龄

在传染性强度与平均感染年龄之间，一般而言，存在如上的近似式。

假设有效再生数为 14，平均寿命为 80 岁，则平均感染年龄为 6 岁。这与我们体感到的麻疹的平均感染年龄相近。

平均寿命在同一个社会中，传染性强（有效再生数大），则感染会低龄化。换言之，如果传染性强，易感的新加入者在进入这一社会的同时被感染的可能性就会变高；相反，如果传染性弱，接触频度会变低，感染年龄就会上升。

关于群体接种疫苗后的效果，以及"儿童传染病"在成人中的流行的现象的考察，都是基于以上背景。

　　我与编辑千叶先生在神保町的岩波书店聊了这本书的撰写事宜后，为了寻找更多有趣的资料，我们去逛了神田的二手书店街。转完一诚堂和明伦馆后，我们来到北泽书店二楼的西洋书区，突然，我觉得自己脚边抖了两下，随即，书架上的书全都哗啦啦地掉了下来。那是 2011 年 3 月 11 日下午 2 时 46 分。

　　在首都圈内，所有的列车全都停运，这天晚上，东京大街上挤满了回家的人群。

　　震源中位于牡鹿半岛东南偏东约 130 千米、深度约 24 千米。太平洋板块与北美板块交界处发生了 9.0 级的海沟型地震。福岛、宫城、岩手和东北三个县的太平洋沿岸都因地震引发的海啸而遭受重创。

　　灾难发生后，我立刻进入灾区，开始了紧急救援活动。

　　在一个阳光明媚的下午，我去了海滩。看着被毁坏的堤防的残骸，我备感心痛。曾经的铁桥已被冲毁坍塌，没了踪影，弯曲的铁路在阳光下露出锈红的颜色。天蓝，海碧。候鸟在平静的水面上休憩。风在吹。许是被浪声惊到，候鸟一下飞走，海面摇曳。

满目皆是平和的光景。我有些目眩，这些竟然和地震、海啸发生在同一个星球上。

我曾在本书中说过，所谓共生，或许并非理想的适应，而是一种绝不舒服的妥协。即使是令人不舒服的妥协的产物，我也相信，没有共生，就没有人类的未来。无论是对地球环境，还是对人类以外生物行为的传染病而言，都一样。我一边望着大海一边认定，我希望在此基础上去构想人类社会的未来。

这本书从构思到完成，大约花了两年的时间。

在此期间，2010 年 1 月，海地首都太子港发生了地震。地震后，我立即作为国际紧急救援队的一员赶往灾区。在死者超过 25 万人、有近 300 万人受灾的海地，我们在接近极限的情况下，开展了两周的救援活动。

从 2003 年开始，作为居住在当地的不到 20 个的日本人之一，我曾在海地生活了 4 年。此时，各种回忆全都被唤醒。湛蓝的天空万里无云，军用直升机在空中飞翔。曾经生活过的海地已经完全被毁。

同年 12 月，我再次来到海地，应对肆虐该地区的霍乱。在这场流行病中，有近 30 万人受到感染，近 1 万人死亡。联合国秘书长潘基文向全世界发表紧急声明，呼吁支援。

就在这之前，9 月 20 日，我一个年轻的朋友去世了。在无菌室内，他对我说："预计治疗时间会很长、很艰苦。不知道要多少年，但我一定会好起来的，到时候再见。你也好好保重，祝一切顺利。"这是他留给我的最后一句话，43 岁，英年早逝。

在送行的会场上，为曾在加纳、肯尼亚和其他非洲地区工作过，喜欢非洲的你，播放了一首佐田雅志演唱的《迎风而立的狮子》。维多利亚湖上的日出，因为 100 万只火烈鸟而变暗的天空，乞力马扎罗的雪，黑暗中爆裂的祈祷，激烈的节奏，南十字星，满天的星星，银河……你变成了非洲荒野的风，教会我们要战斗到最后。这首歌所唱的医生的原型，在收录这首歌的专辑中写下过这样一句话："这首歌听起来像是在对现代人因为内心的无节制而过度箍紧灵魂的脂肪发出的警告。"

觉得活在现在这件事骄傲不起来？如果是这样，那会对不起现在和将来。我觉得正是这种想法驱使我赶赴海地和灾后的日本东北。

　　犬养道子在《人间大地》的最后引用了《致罗马人书》中的话——

　　　　或可说，万物期盼在阵痛中与苦闷挣扎的人之子的和解……

　　写这本书得到了很多人的帮助。我想说谢谢大家。首先是在长崎大学热带医学研究所国际保健学专业共同工作的伙伴们。我想向他们表达我的感激之情。通过日常研究、教育和实践进行的讨论，对形成本书的核心思想方面发挥了重要作用。

　　我还要衷心感谢作为秘书支持实验室的崎谷恭子、白石纱月、林晓子。她们不仅帮我整理材料，更重要的是，像我这种日常生活都没规律没计划的人，没有她们的支持，我肯定一天都没法好好过。

　　我还要感谢我的研究助理藤井秀文、江崎拓也，还有研究生大木美香。感谢他们收集并整理论文，帮忙做感染数理的模型计算。

　　长崎大学的片峰茂校长和帆船部的顾问丹羽正美教授，这两位恩师长期以来一直鼓励我。在此，我要再次表示感谢。

最后，我要向岩波书店新书编辑部的千叶克彦表示衷心的感谢。没有他，这本书就没法完成。作为第一个读者、一位很好的理解者、一位很好的批评家，他整理出一些概念性的、容易自以为是的问题，为我指明了前进的道路，帮助我将模糊的问题意识转化为更清晰的形式，给了我不可替代的启示。我要衷心地奉上我的感谢。

　　　　　　　　　　2011 年 5 月 5 日　端午节　于衫并自家

　　　　　　　　　　　　　　　　　　　山本太郎

参考文献

序

Andrewes, Sir C., Viruses of vertebrates, Williams and Wilkins, Baltimore, 1964.

Bech, V., Measles epidemics in Greenland 1951−1959, American J. of Diseases of Childhood, 103: 252, 1962.

Cockburn, T.A., Infectious diseases in ancient populations, Current Anthropology, 12: 45−62, 1971.

Panum, P.L., Observations made during the epidemic of measles on the Faroe Islands in the year 1846, American Publishing Association, New York, 1940.

第一章

ニコラス・ウェード，5万年前──このとき人類の壮大な旅が始まった，沼尻由紀子訳，イースト・プレス，2007.

大塚柳太郎・鬼頭宏，地球人口 100 億の世紀，ウェッジ，1999.

Black, F. L., Infectious diseases in primitive societies, Science, 187(4176): 515−518, 1975.

Bodian, D., Emerging concepts of poliomyelitis infections, Science,122: 105−108, 1955.

Cockburn, T.A., 同上．

Dolman, C. E., Botulism as a world health problem, in Botulism: proceedings of a symposium, K. H. Lewis and K. Cassel eds., 1964.

Gutierrez, M. C. et al., Ancient origin and gene mosaicism of the progenitor of Mycobacterium tuberculosis, Plos pathogen, 1(1): 55–61, 2005.

Hayakawa, T. et al., Big bang in the evolution of extant malaria parasites, Mol. Biol. Evol., 25(10): 2233–2239, 2008.

Howell, F. C. and Bouliere, F. eds., African ecology and human evolution, Aldine De Gruyter, New York, 2007.

Howell, N., Demographic anthropology, Annual Review of Anthropology, 15: 219–246, 1986.

Jelliffe, D. B. et al., The children of the Hadza hunters, Tropical Pediatrics, 60: 907–913, 1962.

Lieban, R. W., Medical anthropology, in Handbook of Social and Cultural Anthropology, J. J. Hanigmann ed., 1031–1072, Rand McNally, Chicago, 1973.

Rich, S. M. et al., The origin of malignant malaria, PNAS, 106 (35): 14902–14907, 2009.

Simmons, I. G., Changing the face of the earth: culture, environment, history, Blackwell, Oxford, 1996.

Steverding, D., The history of African trypanosomiasis, Parasites and Vectors, 1: 3, 2008.

第二章

W. アーベル，農業恐慌と景気循環――中世中期以来の中欧農業及び人口扶養経済の歴史，寺尾誠訳，未來社，1972.

川喜田二郎，日本文化探検，講談社文庫，1973.

ウィリアム・H・マクニール，疫病と世界史，佐々木昭夫訳，新潮社，1985.

村上陽一郎，ペスト大流行――ヨーロッパ中世の崩壊，岩波新書，1983.

Boelaert, M. et al., The poorest of poor: a poverty appraisal of households affected by visceral leishamaniasis in Bihar, India, Tropical Medicine and International Health, 14(6): 639–644, 2009.

Donoghue, H. D. et al., Co-infection of Mycobacterium tuberculosis and Mycobacterium leprae in human archaeological samples: a possible explanation for the historical decline of leprosy, Proc. Biol. Sci, 272(1561): 389–394, 2005.

Durand, J. D., Historical estimates of world population: an evolution, Population and Development Review, 3 (3): 253–296, 1977.

Hall, A. J., A lady from China's past, The National Geographic, 145: 660–681, 1974.

Langer, W. L., The black death, Scientific American, 210(2): 114–121, 1964.

Livi-Bacci, M., A concise history of world population, Blackwell, 2Cambridge, 1992.

Morelli, G. et al., Yersinia pestis genome sequencing identifies patterns of global phylogenetic diversity, Nat. Genet., 42(12): 1140–1143, 2010.

Russell, J. C., Late ancient and medieval population, Transactions of the American Philosophical Society, 48(3): 1–152, 1958.

第三章

ジャレド・ダイアモンド，銃・病原菌・鉄，倉骨彰訳，草思社，2000.

ロバート・デソウィッツ，コロンブスが持ち帰った病気——海を越えるウイルス，細菌，寄生虫，古草秀子訳，翔泳社，1999.

Bleakley, H., Disease and development: evidence from the American South, J. of European Economic Association, I, 376–386, 2003.

Wolf, S. and Goodell, H., Stress and disease, 2nd ed., Charles C. Thomas, Springfield, Illinois, 1968.

第四章

奥野克巳，帝国医療と人類学，春風社，2006.

グレゴリー・クラーク，10万年の世界経済史，久保恵美子訳，日経
　　BP社，2009.

嶋田義仁，牧畜イスラーム国家の人類学，世界思想社，1995.

Curtin, P., Disease and Empire: the health of European troops in the conquest
　　of Africa, Cambridge Univ. Press, 1998.

Johnson, N. and Mueller, J., Updating the accounts: global mortality of the
　　1918 –1920 "Spanish" influenza pandemic, Bulletin of the History of
　　Medicine, 76, table 1–5, 2002.

Patterson, K. D. and Pyle, G. F., The diffusion of influenza in sub-Saharan
　　Africa during the 1918 –1919 pandemic, Soc. Sci. Med., 17(17):
　　1299–1307, 1983.

Steverding, D., 同上.

第五章

Edelstein, S. J., The sickled cell: from myths to molecules, Harvard Univ.
　　Press, Cambridge, Massachusetts, 1986.

Hawass, Z. et al., Ancestry and pathology in King Tutankhamun's family,
　　JAMA, 303(7): 638–647, 2010.

Livingstone, F. B., Anthropological implications of sickle cell gene
　　distribution in West Africa, American Anthropologist, 60: 533–562,
　　1958.

Miller, M. J., Industrialization, ecology and health in the tropics, Canadian J.
　　of Public Health, 64: 11–16, 1973.

第六章

Goudsmit, J., エイズ――ウイルスの起源と進化，山本太郎訳，学会出
　　版センター，2001.

ローリー・ギャレット，カミング・プレイグ，野中浩一・大西正夫訳，
　　河出書房新社，2000.

Albert, R. et al., Error and attack tolerance of complex networks, Nature, 406: 378−382, 2000.

Bermejo, M. et al., Ebola outbreak killed 5000 gorillas, Science, 314(5805): 1564, 2006.

Eguchi, K. et al., Human T-Lymphotropic virus Type 1 (HTLV-1) genetic typing in Kakeroma Island, an island at the crossroads of Ryukyuans and Wajin in Japan, J. of Med. Virol., 81: 1450−1456, 2009.

Leroy, E. M. et al., Fruit bats as reservoirs of Ebola virus, Nature, 438: 575−576, 2005.

Oshima, K. et al., A further insight into the origin of Human T-Lymphotropic virus Type 1 (HTLV-1) in Japan, Tropical Medicine and Health, 37(3): 121−123, 2009.

WHO, Acute respiratory syndrome, China, Hong Kong Special Administrative Region of China, and Viet Nam, Weekly Epidemiol Rec., 78(11): 73−74, 2003.

跋

スティーヴン・モース（編著），突発出現ウイルス，佐藤雅彦訳，海鳴社，1999.

フランク・ライアン，破壊する創造者，夏目大訳，早川書房，2011.

Keet, I. P. et al., Temporal trends of the natural history of HIV-1 infection following seroconversion between 1984 and 1993, AIDS, 10(13): 1601−1602, 1996.

Margulis, L. and Fester, R., Symbiosis as a source of evolutionary innovation, MIT Press, Cambrigde, 1991.

Veugelers, P. J. et al., Determinants of HIV disease progression among homosexual men registered in the tricontinental seroconverter study, Am. J. Epidemiol., 140: 747−758,1994.